卫生职业教育创新教材

供护理等医学相关专业使用

重症监护技术

主　编　李庆印

副主编　吴晓英　张海霞

编　者　（按姓氏汉语拼音排序）

　　　　贾旭玲（吕梁市卫生学校）

　　　　李庆印（中国医学科学院阜外医院）

　　　　师　思（长治卫生学校）

　　　　石月亨（南宁市卫生学校）

　　　　吴晓英（北京大学人民医院）

　　　　徐　琳（辽宁省朝阳市卫生学校）

　　　　闫　琳（中国医学科学院阜外医院）

　　　　张海霞（首都医科大学附属北京地坛医院）

　　　　张井凡（黑龙江省林业卫生学校）

U0287315

科学出版社

北　京

内 容 简 介

本教材是卫生职业教育创新教材之一。本教材共 9 章，从临床和教学实际出发，汲取了重症监护技术领域的前沿知识和技术，内容包括重症监护技术的概念与重症医学科工作任务等、重症医学科的建立与管理、重症医学科医院感染的管理、重症患者的心理支持、重症患者的基础护理、重症患者的营养支持、重症患者的系统功能监护、重症医学科常用监测技术、重症医学科常用治疗技术。书末配有实训，便于指导学生进行实际操作。本教材在内容编写形式上，设有案例、考点、自测题、链接、医者仁心模块，以拓宽学生知识面、提升专业素养。本教材配有数字化课程。

本教材可供护理等相关专业学生使用。

图书在版编目（CIP）数据

重症监护技术 / 李庆印主编 . —北京：科学出版社，2022.6
卫生职业教育创新教材
ISBN 978-7-03-070494-8

Ⅰ . 重… Ⅱ . 李… Ⅲ . 险症 – 护理 – 中等专业学校 – 教材 Ⅳ . R459.7

中国版本图书馆 CIP 数据核字（2021）第 225889 号

责任编辑：池 静 ／ 责任校对：杨 赛
责任印制：徐晓晨 ／ 封面设计：涿州锦晖

科 学 出 版 社 出版
北京东黄城根北街 16 号
邮政编码：100717
http://www.sciencep.com
北京九州迅驰传媒文化有限公司 印刷
科学出版社发行 各地新华书店经销
*
2022 年 6 月第 一 版 开本：850×1168 1/16
2022 年 6 月第一次印刷 印张：8
字数：185 000
定价：39.00 元
（如有印装质量问题，我社负责调换）

前　言

　　重症监护技术是危重症医学的分支学科，是研究对各类危重症患者实施集中的连续病情监测、加强治疗和护理，最大限度确保患者的生存及随后的生命质量所运用的方法和技能的一门学科。重症监护技术是护理、助产专业教育中不可缺少的一门课程。

　　本教材共9章，主要介绍了重症监护技术的概念与重症医学科工作任务等、重症医学科的建立与管理、重症医学科医院感染管理，重症患者的心理支持、基础护理、营养支持、系统功能监护，重症医学科常用的监测技术和治疗技术。本教材从临床和教学实际出发，汲取了重症监护技术领域的前沿知识和技术，在编写内容上能很好地反映现代重症监护技术的特色。本教材设有案例、考点、自测题、链接、医者仁心模块，在提升学生知识、技术的同时，重视培养学生的专业素养。此外，我们积极响应教育部关于合理运用数字教育资源开展教学、强化优质资源在教育教学中的实际应用的号召，结合本书内容实操性强等特点，为本书配有数字化课程。

　　本教材在编写过程中，得到了各位编者所在单位的大力支持，在此表示诚挚的谢意！

　　尽管在本教材的编写过程中，编者参阅了大量文献，多次请教了相关医疗机构的专家，并对编写内容进行了反复斟酌和修改，但由于编者知识水平、实践工作经验有限，若有不当之处，衷心希望广大师生给予斧正。

编　者

2022 年 2 月

配 套 资 源

欢迎登录"中科云教育"平台，**免费**数字化课程等你来！

　　本教材配有图片、视频、音频、动画、题库、PPT 课件等数字化资源，持续更新，欢迎选用！

"中科云教育"平台数字化课程登录路径

电脑端

❯ 第一步：打开网址 http://www.coursegate.cn/short/EEH6E.action

❯ 第二步：注册、登录

❯ 第三步：点击上方导航栏"课程"，在右侧搜索栏搜索对应课程，开始学习

手机端

❯ 第一步：打开微信"扫一扫"，扫描下方二维码

❯ 第二步：注册、登录

❯ 第三步：用微信扫描上方二维码，进入课程，开始学习

PPT 课件：请在数字化课程各章节里下载！

目　　录

|第 1 章|
总　论

一、重症监护技术的相关概念

（一）重症医学科

重症医学科是以重症监护治疗病房（intensive care unit，ICU）或监护治疗单位为临床实践基地，通过多种监护手段和方法对危重症患者的病情进行连续、动态的定性和定量观察，提供及时、系统、高质量的脏器功能支持，并通过为危重症患者提供规范化的治疗和细致的护理，改善患者生命质量的诊疗服务场所。ICU 的特点是强化与集中，工作实质是脏器功能支持和原发病控制，即集中训练有素的医生和护士，集中最先进的医疗监测和治疗设备，集中危重症患者，对他们进行持续、准确、强有力的动态监测，并对生命器官功能进行紧急或延续性的支持治疗。

ICU 可以分为专科 ICU 和综合 ICU。专科 ICU 是在专科基础上建立起来的 ICU，收治本专科的危重患者，如心血管内科、呼吸内科、急诊科、麻醉科等。当原发病、专科问题成为患者的主要问题时，患者在这里能得到最合理、最恰当的治疗和护理。综合 ICU 通常由医院直接领导，是独立的科室，收治对象不分专科，以处理多脏器功能损害、均衡生命支持为主要工作内容，使危重患者得到全面的加强治疗和护理。

医者仁心　　　　　　　　　**南丁格尔奖获得者成守珍**

第 48 届南丁格尔奖获得者成守珍，是中国护理界知名的呼吸重症护理专家。2020 年初，新冠肺炎疫情初起，她三度请缨获批，带领百余名队员驰援武汉。她在武汉奋战两个多月刚归来，又逢国外新冠肺炎疫情告急，她再度请缨远赴塞尔维亚抗疫，作为中国援塞医疗专家组中唯一的一名护士，她又连续奋战了 40 余天。成守珍以舍身忘我的付出，诠释了南丁格尔精神。

（二）重症监护技术

重症监护技术（intensive care technology）是研究对各类危重症患者实施集中的连续病情监测、加强治疗和护理，最大限度地确保患者生存并提高其生命质量所运用的方法和技能的一门学科。

重症监护技术是重症医学的分支学科，涉及护理专业的各专科领域，以循环、呼吸、神经、泌尿、消化、凝血和内分泌等系统作为主要监护对象，为危重症患者提供多脏器功能支持。

二、重症监护技术的产生与发展

重症监护技术是与重症医学同步建立和成长起来的，现代重症监护技术的起源可追溯到19世纪克里米亚战争期间，南丁格尔女士率领38名护士前往前线参加战地救护工作，使伤员的死亡率由42.7%下降到2.22%，这反映了监护工作在抢救危重伤病员中的重要作用。且当时南丁格尔首次提出了在医院手术室旁建立术后患者恢复病房，这就是麻醉复苏室和重症监护病房的起源。

重症监护技术得到快速发展始于20世纪50年代，当时北欧发生了脊髓灰质炎大流行，出现大量因呼吸肌麻痹不能自主呼吸的患者，为了救治此类重症患者，当时特别建立了监护病房，将患者集中辅以"铁肺"治疗，配合相应的特殊护理，取得了良好的效果。此后，多个国家的各大医院相继开始建立类似的监护单元，重症监护技术繁荣发展起来。

我国的重症监护技术经历了从简单到逐步完善并形成学科的发展过程，早期只是将危重症患者集中在靠近护士站的病房或急救室，便于护士密切观察与护理；将外科术后患者先送到术后复苏室，待其清醒后再转回病房。20世纪70年代末，心脏手术的发展推动了心脏术后监护病房的建立；20世纪80年代，许多医院相继成立专科或综合监护病房。1989年，卫生部正式启动了我国医院分级管理与评审工作，明确将重症监护室列入等级评定标准，这项措施推动了我国大中城市综合性医院重症监护室的建立，在危重症抢救治疗中发挥了重要作用，有力地推动了我国重症医学及护理的发展。

三、重症医学科的收治范围和转出条件

1. 重症医学科的收治范围　可逆的危重患者是重症医学科收治的主要对象，早期转入尤为重要。

（1）经过严密监护和加强治疗，急性、可逆、已经危及生命的器官或系统功能不全可能在短期内得到恢复的患者。

（2）存在各种高危因素，具有潜在生命危险，经严密监护和有效治疗可能降低死亡风险的患者，如重大手术后的患者。

（3）在慢性器官功能不全的基础上，出现病情急性加重且危及生命，经过严密监护和治疗可能恢复到原来状态的患者。

（4）其他适合在重症医学科进行监护和治疗的患者。

慢性消耗性疾病的终末状态、不可逆性疾病和不能从重症医学科的监护治疗中获得益处的患者，一般不在收治范围。

2. 重症医学科的转出条件

（1）急性器官或系统功能衰竭已基本纠正的患者，需要其他专科进一步诊断治疗。

（2）患者的病情转入慢性状态。

（3）患者不能从继续加强监护治疗中获益。

考点　重症医学科的收治范围和转出条件

四、重症医学科的护理工作任务

重症医学科是医院中危重症患者最集中、病种最多、抢救和管理任务最繁重的科室。因此，重症医学科的工作是医院总体工作的缩影，直接反映了医院的医疗、护理工作质量和人员素质水平。重症医学科护士的主要工作任务有以下 7 个方面。

1. 危重患者的监测 对危重患者进行动态、连续的病情观察，实时进行体温监测、血流动力学监测、呼吸功能监测、肾功能监测、神经系统功能监测和输液监测等，为评估疗效和制订下一步的诊疗护理计划提供可靠的依据。

2. 危重患者的专业护理 重症医学科护理人员要为患者提供规范的、高质量的生命支持，改善患者的生存质量。因此，专业的护理人员应掌握各类疾病的专科护理内容，并为患者提供重症监护的专业技术，如输液泵的使用、营养支持、除颤技术、给氧技术、排痰技术、血液净化技术等。

3. 危重患者的基础护理 基础护理是危重症患者护理的重要工作内容之一，优质的基础护理工作不但可使患者感到舒适，还可以降低感染风险，促进患者康复。基础护理包括口腔护理、皮肤护理等在内的清洁与护理，体位转换与安全转运、导管护理、镇痛镇静护理等一系列基础护理措施。

4. 危重患者的心理护理 危重症患者或多或少存在一定心理问题，会对疾病的治疗和康复产生影响。因此，在对危重症患者进行生理监护的同时，也需加强其心理护理，使患者维持稳定的情绪，从而积极配合医护人员，保障各项诊疗护理措施顺利实施，实现早日康复。

5. 重症医学科的管理任务 重症医学科的护士还需完成各类管理任务，包括对各类抢救仪器设备进行管理、人员配置及人力资源紧急调配、临床信息系统的管理和维护等。

6. 教学任务 重症医学科护士需要对即将从事重症监护工作的人员进行重症监护知识的规范化培训。同时，重症医学科还肩负着对轮转护理人员和基层进修医护人员的培训任务，使他们掌握重症监护技术的基本理论、基本知识、基本技能。

7. 科研任务 重症医学科护士在做好日常监测和护理工作的同时，还应根据各种先进、精密仪器提供的数据与图像及时分析问题、解决问题，注重收集资料、总结经验、探索规律，探寻新的诊治途径，不断提高对危重症患者的护理水平。

自 测 题

A₁/A₂ 型题

下列不属于重症医学科收治范围的是（　　）

A. 重大手术后的患者

B. 循环衰竭需生命支持的患者

C. 慢性消耗性疾病终末期的患者

D. 慢性肾衰的患者出现急性加重

E. 心肺复苏术后需要脑复苏的患者

（李庆印）

|第2章|
重症医学科的建立与管理

第1节 重症医学科的建立

 案例 2-1

患者男性，59岁。既往有高血压病史，因心肌梗死入院。查体：心率110次/分，呼吸25次/分，血压80/50mmHg，面色苍白、大汗、烦躁不安，心电图提示Ⅱ、Ⅲ、aVF导联ST段弓背向上抬高、T波倒置。

问题： 应将该患者安置在什么病房更有利于抢救和观察？为什么？

重症医学科是专业医护人员运用重症医学理论，采用现代化的监测及治疗设备，对患者实施监护治疗的基本场所。因此，它的开展必须以先进而完善的监测治疗设备和具有精湛医疗技术的医护人员为依托。

重症医学科建立的基本条件。

1. 重症医学科地理位置的设置应方便患者的转运、检查和治疗，并宜接近手术室、医学影像学科、检验科和输血科（血库）等。

2. 重症医学科的床位数可根据医院规模来确定。一般我国综合重症医学科的床位数应占全院总床位数的2%～8%，床位使用率以75%为宜，超过85%则表明床位数不能满足医院的临床需求。每床的使用面积不少于15m²，床间距大于1m。每个病区最少配备1个单间病房，使用面积不少于18m²，用于收治隔离患者。

3. 重症医学科的辅助区域包括中央工作站、通道、治疗室、配药室、仪器室、医护人员办公室、值班室、示教室、家属接待室、实验室、营养配备室和库房等，辅助区域与医疗区域的面积之比应达到1.5：1以上。

4. 重症医学科应使医疗区域、辅助区域、医务人员生活辅助区域和污物处理区域有相对独立性，减少彼此之间的干扰且利于感染防控。

5. 重症医学科应具备良好的通风、采光条件，最好装配气流方向从上到下的空气净化系统，能独立控制室内的温度和湿度，室温控制在22.5～25.5℃，湿度控制在30%～60%。

6. 重症医学科应安装足够的感应式洗手设施，单间每床1套，开放式病床至少每2床1套。每套设施至少包括非手接触式洗手池、洗手液和擦手纸。每床床旁放置快速手部消毒装置1套。

7. 噪声控制 在不影响正常工作的情况下，应尽可能将患者的呼叫信号、监护仪器的报警、电话铃声、打印机等仪器发出的声音降低，地面覆盖物、墙壁和天花板尽量采用高吸音材料。

第 2 节　重症医学科的工作制度

1. 人员组织　重症医学科实行院长领导下的科主任负责制，科主任负责科内全面工作，全面协调、主持诊疗和抢救任务。重症医学科实行独立与开放相结合的原则，虽设有一整套强化治疗手段，但也注重听取专科医师的意见，且把更多的原发病处理，如外伤换药留给专科医师解决。护士长负责重症医学科的护理管理工作，包括安排护理人员工作、检查护理质量、监督医嘱执行情况及护理文书书写等情况。护士是重症医学科的主体，承担着监测、护理和抢救等任务，因此重症医学科护士应训练有素，熟练掌握各种抢救技术，能与医生密切配合，做到医护一体化，提高医疗护理质量。

2. 管理制度　除执行各级政府和各级卫生管理部门的相关法律法规、医疗核心制度外，还需建立健全以下各项规章制度，包括医疗、护理质量控制制度，各种危重疾病监护常规，临床诊疗及医疗、护理操作常规，患者转入、转出 ICU 制度，抗生素使用制度，血液与血液制品使用制度，抢救设备操作、管理制度，基数药品、毒麻药品、贵重药品、特殊药品等管理制度，院内感染预防和控制制度，医护不良事件防范与报告制度，医患沟通制度，突发事件的应急预案，医护人员教学、培训和考核制度，探视制度，临床医疗、护理科研开展与管理制度等。

第 3 节　重症医学科的设备与管理

一、重症医学科的基本设备

随着现代科学的迅速发展，重症医学科设备配置的先进性和实用性不断加强。但是，由于各家医院的自身规模和经济条件的不同，其所配置的设备有一定差别，但都须具备下列基本设备。

1. 每床配备完善的功能设备带或功能架，提供电源、氧气、压缩空气和负压吸引等功能支持。每张监护病床装配电源插座 12 个以上，氧气接口 2 个以上，压缩空气接口 2 个和负压吸引接口 2 个以上。医疗用电和生活照明用电线路分开。每个床位的电源应该是独立的反馈电路供应。重症医学科应有备用的不间断电力系统（UPS）和漏电保护装置；每个电路插座都应在主面板上有独立的电路短路器。

2. 每床配备床旁监护系统，进行心电、血压、脉搏、血氧饱和度、有创压力监测等基本生命体征监护。为便于安全转运患者，每个重症加强治疗单元应至少配备 1 台便携式监护仪。每床均应配备输液泵和微量注射泵，其中微量注射泵原则上每床 4 台以上。另配备一定数量的肠内营养输注泵。每床还应配备防压力性损伤（压疮）的床垫。三级综合医院的重症医学科原则上应每床配备 1 台呼吸机，二级综合医院的重症医学科可根据实际需要配备适当数量的呼吸机。每床配备简易呼吸器（复苏呼吸气囊）。为便于安全转运患者，每个重症加强治疗单元至少应有 1 台便携式呼吸机。

3. 其他必配设备，如除颤仪、心肺复苏抢救车（车上备有喉镜、气管导管、各种管道接头、急救药品以及其他抢救用具等）、纤维支气管镜、升降温设备等。三级医院必须配置血液净化装置、血流动力学与氧代谢监测设备。

4.建立完善的通信系统、网络系统、广播系统，即重症医学临床信息系统。

二、设备管理

重症医学科设备管理原则是保证抢救设备处于应急状态。设备管理基本要求如下。

1.掌握仪器的性能和正确操作方法。

2.使用结束后应按照正确的步骤进行拆卸、整理、清洁、消毒和维护保养，保证其处于良好的备用状态。

3.规范设备的保管存放，及时定期检查和维修。

4.设专人负责，使用登记，建立档案，每班进行交接和记录。

5.做到四定、四防：定责任人、定位置、定数量、定品种；防潮、防热、防腐、防震。

第4节　重症医学科的人员配置与管理

一、重症医学科的人员配置

（一）重症医学科的人员编制

1.重症医学科专科医师的固定编制人数与床位数之比应在0.8∶1以上，日常工作中可有部分轮科、进修医师，但危重症专科医师应占60%以上，以保证工作质量和效率。

2.重症医学科专科护士编制人数与床位数之比应为3∶1以上。要求护士职业素质高，具有敏锐的观察力和快速的应变能力，身体健康，胜任ICU高强度的护理工作。

3.可根据需要配备适当数量的医疗辅助人员，如工程技术人员、呼吸治疗师、感染管理师、心理医师、配药师、社会工作者、文秘、营养师及勤杂工人等。

4.重症医学科应至少配备1名具有副高及以上专业技术职务任职资格的医师担任主任，全面负责医疗护理工作和质量建设。重症医学科的护士长应取得中级以上专业技术职务任职资格，并在重症监护领域有3年以上工作经验，具备一定的管理能力。

（二）重症医学科医护人员的基本技能要求

1.医师基本要求

（1）经过严格的专业理论和技术培训并考核合格。

（2）掌握重症患者重要器官、系统功能监测和支持的理论与技能，要对脏器功能及生命的异常信息具有足够的快速反应能力，要掌握复苏和疾病危重程度的评估方法。

（3）除掌握临床科室常用诊疗技术外，应具备独立完成以下监测与支持技术的能力，如心肺复苏术、颅内压监测技术、人工气道建立与管理、机械通气技术、深静脉及动脉置管技术、血流动力学监测技术、持续血液净化、纤维支气管镜等技术。

2.护士基本要求

（1）经过严格的专业理论和技术培训并考核合格。

（2）掌握重症监护的专业技术，如输液泵的临床应用和护理，外科各类导管的护理，给氧治疗、气道管理和人工呼吸机监护技术，循环系统血流动力学监测，心电监测及除颤技术，血液净化技术，水、电解质及酸碱平衡监测技术，胸部物理治疗技术，重症患者营养支持技术，危重症患者抢救配合技术等。

（3）除掌握重症监护的专业技术外，还应具备如各系统疾病重症患者的护理、重症医学科的医院感染预防与控制、重症患者的疼痛管理、重症监护的心理护理等能力。

二、重症医学科护士的必备素质

重症医学科收治的均为危重症患者，患者病情复杂多变，危及生命的情况时有发生，因此，重症医学科的护士必须具备以下素质。

（一）道德素质

1. 爱岗敬业的精神　重症医学科的护士经常处于连续紧张的抢救工作中，身心承受着超出常人的巨大负荷，必须具备忘我工作、无私奉献、忠于护理事业的职业精神。

2. 爱伤意识　重症医学科的患者通常病情危重，心理也相对脆弱。这就更需要护士多理解患者的心理特点，对患者身心的痛苦多加体谅，适时送去温暖和鼓励。

3. 认真负责的精神　患者病情危重，护士稍有不慎都有可能导致患者失去生命，因此，护士必须严格认真执行每项护理操作，严格遵守医疗护理常规，加强自身修养。

4. 了解与重症护理相关的伦理、法律知识，充分尊重患者权益。

（二）心理素质

1. 把控自己情绪的能力　护士的情绪变化会直接影响患者及其家属，不良情绪会给患者造成不良的影响，不利于疾病的治疗和康复。护士在工作中要善于把控自己的情绪，不能喜怒无常，更不能将个人生活、工作中的烦恼迁怒于患者。

2. 遇事沉着冷静的能力　护士要有清晰敏捷的思维，善于分析问题和解决问题，遇事不惊，处事不乱，能从容应对紧张复杂的工作局面，针对患者不同病情能迅速制订出最佳护理方案，这样才能保证每个环节的救护工作有条不紊地衔接和开展。

3. 自我调节的能力　重症医学科的工作紧张复杂，护士心理经常处于紧张疲劳的状态。因此，要学会自我调节，使自己的心理处于最佳工作状态，积极地为患者提供最好的护理服务。

（三）专业素质

1. 丰富的专业知识　重症医学科的护士应具有扎实的专业理论知识，熟悉常见危重疾病的发病原因、伴随症状、严重并发症及治疗原则，掌握常用药物的使用方法及配伍禁忌等。

2. 精湛的护理技术　重症医学科的护士除应掌握常用护理操作技术外，还应熟练掌握心、肺、脑、肝、肾等脏器功能的监测技术，能正确对监测参数和图像进行分析并做好记录，熟练掌握各种监护仪器的使用及基本的维护方法，能熟练使用各种急救技术和急救药物，如重症监护常见的监护技术和护理操作技术、危重症患者的抢救配合技术、重症监护常见仪器设备的应用及管理、重症监护病房医院感染预防与控制技术、重症患者心理需求和护患沟通技巧等。

（四）身体素质

重症医学科的护理工作任务重，节奏快，体力消耗大。因此，护理人员一定要有强健的体格和充沛的体力，才能保证工作的顺利完成。

考点 重症医学科护士的必备素质

第5节　重症医学科的护理信息系统

护理信息系统（nursing information system，NIS）是利用信息技术、计算机技术和网络通信技术对护理管理和业务技术信息进行采集、存储、处理、传输、查询，以提高护理管理质量为目的的信息系统。它是医院信息系统的一个重要子系统，两者可实现信息交互。重症医学科使用的护理信息系统的主要功能模块有临床护理信息系统和护理管理信息系统。

（一）临床护理信息系统

临床护理信息系统是以处理临床信息为主的护理信息系统，临床护理信息系统的启用在很大程度上减少了护士的工作量，使护士有更多的时间在患者床旁进行护理工作。

1.护理记录系统　可以实现自动将相关医疗数据从仪器设备传输到系统，并生成护理记录单，既方便护士随时查看，又可长久保存。相关医疗数据包括患者的生命体征、各种留置管路情况、化验结果和治疗情况，以及入院评估单、日常生活能力评分表和体温单等包含的所有相关医疗数据。

2.电子上报系统

（1）不良事件上报系统：不良事件指医疗机构中，任何可能影响患者的诊疗结果、增加其痛苦和负担并可能引发医疗纠纷或医疗事故，以及影响医疗工作的正常运行和医务人员人身安全的因素和事件，包括压力性损伤，住院患者跌倒，非计划性拔管，用药错误，输血错误，烧伤、烫伤、冻伤，静脉炎等。不良事件上报系统能够更快更好地反映实际工作中出现的问题，利于医护人员及时分析事件并总结经验，从而更好地进行护理工作。

（2）感染监控上报系统：感染监控上报系统有利于实现医院感染的实时监测与预警，有效提高医院感染管理的效率和准确性。

（二）护理管理信息系统

护理管理信息系统可随时为管理者提供护理相关信息，有效地提高了护理现代化管理水平。

1.护理人员档案系统　护理人员档案系统的建立，极大地方便管理者全面掌握每名护理人员的基本信息及业务技术专长，为人才管理提供了可靠的依据。

2.护理人员配置系统　护理人员配置系统以患者需求为本，不仅能测算患者的需求并分类，同时也能根据护理人员的业务技术专长和工作量等，动态配置护理人员。

自 测 题

A₁/A₂ 型题

1. 重症医学科适宜的环境是（　　）

A. 温度要求保持在 18 ～ 22℃

B. 湿度要求保持在 30% ～ 60%

C. 关闭门窗及窗帘，避免阳光直射，以利于患者休息

D. 应将呼叫器、监护仪器的报警、电话铃声调至最大

E. 床间距离不要超过 1m，以利于患者交流

2. 重症医学科的护士与床位之比应保持在（　　）

A. 1 ∶ 1　　　　　　　　B. 1 ∶ 2

C. 2 ∶ 3　　　　　　　　D. 3 ∶ 1

E.（2 ～ 3）∶ 1

3. 重症医学科医疗辅助区域与医疗区域面积之比应达到（　　）

A. 1 ∶ 1 以上　　　　　B. 0.5 ∶ 1 以上

C. 1 ∶ 1.5 以上　　　　D. 1.5 ∶ 1 以上

E. 5 ∶ 1 以上

4. 重症医学科最少配备 1 个单间病房，使用面积不少于（　　）

A. 15m²　　　　　　　　B. 16m²

C. 17m²　　　　　　　　D. 18m²

E. 25m²

5. 重症医学科护士除掌握重症监护的专业技术外，还应具备的能力有（　　）

A. 各系统疾病重症患者的护理

B. 重症医学科的医院感染预防与控制

C. 重症患者的疼痛管理

D. 重症监护的心理护理

E. 以上都应具备

6. 重症医学科床位使用率宜为（　　）

A. 50%　　　　　　　　B. 65%

C. 75%　　　　　　　　D. 85%

E. 100%

（徐　琳）

|第 3 章|
重症医学科医院感染的管理

案例 3-1

　　患者男性，70 岁。既往有慢性支气管炎，冠心病病史。因车祸转入重症医学科，多发肋骨骨折，双侧液气胸，创伤性湿肺，第 11、第 12 胸椎压缩性骨折，截瘫，急性呼吸衰竭。

问题：1. 在对该患者的治疗过程中，可能引起院内感染的因素有哪些？

　　　　2. 应如何预防和控制院内感染？

　　重症医学科的患者病情重，自身免疫功能低下，各种侵入性操作多，导致医院感染发生率多高于普通专科科室。

　　医院感染又称医院内获得性感染或院内感染，是指患者入院时不存在感染、也不处于潜伏期，而在医院内发生的感染或在医院内获得而在出院后发病的感染。按获得病原体的来源不同分为内源性感染和外源性感染两种。其中，内源性感染的病原体来自患者本身，是在机体免疫功能下降、内环境失衡或发生细菌易位的情况下继发的，难以预防，一旦发生，将加重患者病情，使患者死亡率增加。外源性感染又称交叉感染，是指各种原因引起的患者在医院内遭受非自身固有的病原体侵袭而发生的感染。病原体来自患者身体以外的个体、环境等，包括从个体到个体的直接传播和通过物品、环境而引起的间接感染。

　　造成医院感染的危险因素有很多，在重症医学科内主要的因素有：①危重症患者机体的免疫功能下降；②重症医学科内危重症患者密集；③有创监测和侵入性操作较多；④治疗过程中，因患者病情危重需要联合使用抗菌药物，造成耐药菌株增多。

一、医院感染预防与控制的基本要求

　　1. ICU 应建立由科主任、护士长与科室兼职医院感染预防与控制人员等组成的医院感染管理小组，全面负责本科室医院感染管理工作。

　　2. 制订并不断完善 ICU 医院感染管理相关规章制度及流程，并落实于诊疗、护理工作实践中。

　　3. 定期研究 ICU 医院感染预防与控制工作存在的问题和改进方案，科室人员应了解改进方案。

　　4. 医院感染管理专职人员应对 ICU 医院感染预防与控制措施落实情况进行督查，做好相关记录，并及时反馈检查结果。

　　5. 应针对 ICU 医院感染特点建立人员岗位培训和继续教育制度。所有工作人员，包括医生、护士、进修人员、实习学生、保洁人员等，应接受医院感染预防与控制相关知识和技能的培训，掌握本岗位需要的医院感染的相关要求。

6. 抗菌药物的应用和管理应遵循国家相关法规、文件及指导原则。

7. 医疗废物的处置应遵循《医疗废物管理条例》《医疗卫生机构医疗废物管理办法》和《医疗废物分类目录》的有关规定。

8. 医务人员应向患者家属宣讲医院感染预防与控制的相关规定。

二、人员管理

1. 医务人员的管理要求

（1）ICU 医务人员应掌握医院感染预防与控制的知识和技能。

（2）护理多重耐药菌感染或定植患者时，宜分组进行，人员相对固定。

（3）患有呼吸道感染、腹泻等感染性疾病的医务人员，应避免直接接触患者。

2. 医务人员的职业防护

（1）医务人员应遵循标准预防原则，防护措施应符合《医院隔离技术规范》（WS/T 311—2009）的要求，必要时进行额外防护。

（2）ICU 应配备足量的、方便取用的个人防护用品，如医用口罩、帽子、手套、护目镜、防护面罩、隔离衣等。

（3）医务人员须掌握防护用品的正确使用方法。

（4）应保持工作服的清洁。

（5）乙肝表面抗体阴性者，上岗前宜注射乙肝疫苗。

（6）操作时严格落实安全注射原则。

3. 患者的安置与隔离

（1）应将感染、疑似感染与非感染患者分区安置，必要时安置于负压房间。

（2）在标准预防的基础上，应根据疾病的传播途径（接触传播、飞沫传播、空气传播），采取相应的隔离与预防措施。

（3）多重耐药菌、泛耐药菌感染或定植的患者，宜单间隔离；如隔离房间不足，可将同类耐药菌感染或定植患者集中安置，并设醒目的标识，做好床边隔离。

4. 探视者的管理

（1）应明示探视时间，限制探视者人数。根据 ICU 的情况也可不开放探视。

（2）探视者进入 ICU 宜穿专用探视服，探视服专床专用，探视结束后清洗消毒。

（3）探视者进入 ICU 一般可不更换鞋，必要时可穿鞋套或更换专用鞋。

（4）探视呼吸道感染患者时，应遵循《医院隔离技术规范》（WS/T 311—2009）的要求进行防护。

（5）应谢绝患有呼吸道感染性疾病的探视者。

三、医院感染的监测

1. 应常规监测 ICU 患者医院感染的发病率、感染部位构成比、病原微生物等，做好医院感染监测相关信息的记录。监测内容与方法应遵循《医院感染监测规范》（WS/T 312—2009）的要求。

2. ICU 的患者进行侵入性的操作较多，应积极开展目标性监测。应保持室内空气清新、湿润，有条件的地方可实行层流净化。

3. 每月进行细菌学检测，ICU 空气菌落 < 200cfu/m³，物体表面 < 5cfu/cm²。呼吸机相关肺炎、血管导管相关血流感染、导尿管相关尿路感染、多重耐药菌监测，对于疑似感染患者，应采集相应标本做微生物检验和药敏试验。具体方法参照《医院感染监测规范》（WS/T 312—2009）的要求。

4. 早期识别医院感染暴发，实施有效的干预措施，具体方法如下。

（1）制订医院感染暴发报告制度，医院感染暴发或疑似暴发时应及时报告相关部门。

（2）通过收集病例资料、流行病学调查、微生物检验，分析确定可能的传播途径，据此制订并采取相应的控制措施。

（3）怀疑某种微生物感染聚集性发生时，应及时进行菌种的同源性鉴定，以确定是否暴发。

5. 每季度对物体表面、医务人员的手、空气进行消毒效果监测，当怀疑医院感染暴发、新建ICU 或改建ICU、环境消毒方法改变时，应随时进行监测，采样方法及判断标准应依照《医院消毒卫生标准》（GB 15982—2012）的要求。

6. 对监测资料进行汇总，分析医院感染发病趋势、相关危险因素和防控工作中存在的问题，及时采取积极的预防与控制措施。

四、手卫生要求

1. 应配备足够的非手触式洗手设施和速干手消毒剂，洗手设施与床位数比例应不低于1∶2，单间病房应每床 1 套。应使用一次性包装的皂液。每床应配备速干手消毒剂。

2. 干手用品宜使用一次性干手纸。

3. 医务人员手卫生应符合《医务人员手卫生规范》（WS/T 313—2009）的要求。

4. 探视者进入 ICU 前后应洗手或用速干手消毒剂消毒双手。

五、环境及物表管理

1. 采用自然或机械通风的方式保证空气流通。

2. 可以采用空气消毒装置进行空气消毒，消毒方法应符合《医疗机构消毒技术规范》（WS/T367—2012）、《医院空气净化管理规范》（WS/T368—2012）等国家规范。空气净化系统出、回风口应每周清洁消毒 1～2 次。

3. 物体表面应保持清洁，被患者血液、体液、排泄物、分泌物等污染时，应立即清洁、消毒。

4. 医疗区域的物体表面应每天清洁消毒 1～2 次，达到中水平消毒。

5. 计算机键盘宜使用键盘保护膜覆盖，表面每天清洁消毒 1～2 次。

6. 一般性诊疗器械（听诊器、叩诊锤、手电筒、软尺等）应专床专用。如交叉使用应一用一消毒。

7. 普通患者持续使用的医疗设备（监护仪、输液泵、氧气流量表等）表面，应每天清洁消毒 1 ～ 2 次。

8. 普通患者交叉使用的医疗设备（超声诊断仪、除颤仪、心电图机等）表面，直接接触患者的部分应在每位患者使用后立即清洁消毒，不直接接触患者的部分应每周清洁消毒 1 ～ 2 次。

9. 多重耐药菌感染或定植的患者管理

（1）确诊或高度疑似多重耐药菌感染或定植的患者应安排在最后进行诊疗及护理，使用的医疗器械、设备应专人专用，或一用一消毒。

（2）使用专用抹布或一次性消毒湿巾对物体表面和环境进行清洁消毒。医务人员频繁接触的物体表面，监护设备、呼吸机触摸屏幕、患者床档等应采用适宜的消毒剂进行消毒。

（3）被患者体液、血液污染或怀疑被污染时应立即清洁消毒。

（4）出现多重耐药菌感染暴发或疑似暴发时，应当增加清洁消毒频次。

（5）对多重耐药菌感染患者或定植的患者诊疗产生的医疗废物，需严格按照相关要求进行处理。

第 1 节　呼吸机相关肺炎的预防与控制

呼吸机相关肺炎（ventilator-associated pneumonia，VAP）是指建立人工气道（气管插管或气管切开）并接受机械通气时发生的肺炎，包括发生肺炎 48 小时内曾经使用人工气道进行机械通气的肺炎。

一、感染途径

1. 口咽部分泌物误吸　危重症患者呼吸道的防御机制障碍，咳嗽反射和呼吸道黏膜的纤毛清除能力下降，可使上呼吸道分泌物中的病原菌随呼吸被吸入至肺，从而引发肺内感染。

2. 胃肠道定植菌逆行　当胃液的 pH 增高至 4.0 以上时，消化道内细菌过度繁殖，可逆行进入呼吸道或由于呛咳等被吸入呼吸道。

3. 呼吸机管路污染　呼吸机管路是细菌寄居的重要场所，呼吸机管路中常有冷凝液形成，移动体位时含菌的冷凝液易直接流入下呼吸道引发感染。

4. 医源性途径　主要与医疗环境中的空气污染、使用呼吸机时循环管路污染及医务人员的接触传播有关。

二、预防与控制

1. 呼吸机管理

（1）气管导管套囊的管理：套囊压力一般为 25 ～ 30cmH_2O，以辅助或控制呼吸时不漏气。漏气或充气不够均可导致通气不足。若套囊过度充气，时间过长，气管黏膜就会出现缺血坏死，继发感染。气管插管患者口咽部的分泌物能沿着气管插管的外壁通过声门，到达气管插管的上方，并聚集成一糊状物，是病原菌较好的繁殖地。可先充分吸引口咽分泌物，再用声门下吸引导管直接吸出气囊上的分泌物，从而减少 VAP 的发生。

（2）呼吸机管路的管理：呼吸机管路是细菌寄居的重要地方。呼吸机管路的冷凝水为污染物，使用中冷凝水集液瓶应置于管路最低位置，并及时清除。护士在离断管道、变换体位及处理冷凝水原液之前应戴手套，操作完毕后更换手套并消毒手。呼吸机管路应每 7 天更换1 次，如有污染应立即更换，能有效降低 VAP 的发生率。

（3）呼吸机附属物品的管理：呼吸机外壳及面板应每天清洁消毒 1 ～ 2 次；呼吸机外部管路及配件应一人一用一消毒或灭菌，长期使用者应每周更换；呼吸机内部管路的消毒按照厂家说明书进行。

（4）机械通气患者的细菌监控：定期对使用中的呼吸机管路系统各关键部位进行物体表面细菌监测，掌握管路系统污染状况及病原菌的变化。对患者的痰液进行细菌培养，为临床提供控制感染的可靠资料，有利于制订合理的预防治疗方案。

（5）有效吸痰：有效吸痰是保持呼吸道通畅，确保机械通气效果的关键。在临床实践中，若听到患者有痰鸣音、呼吸机显示气道压力升高、患者咳嗽或呼吸窘迫、脉搏血氧饱和度突然下降时应立即吸痰。根据患者需要适时吸痰，可减少吸痰次数，从而减少对患者的机械性刺激，使机械通气患者发生 VAP 的概率降低。

（6）呼吸道湿化：加强呼吸道湿化是保证呼吸道通畅、预防呼吸道感染的重要措施之一，湿化液应使用无菌水。湿化可使痰液稀释，易于咳出，气道湿化不足易形成痰栓堵塞气道，良好的气道湿化能有效保持呼吸道水分，维持支气管上皮细胞的生理功能，促进正常的纤毛运动，在一定程度上预防肺部感染。

2. 体位　为有效预防 VAP 的发生，患者无禁忌证时，床头可抬高 30° ～ 45°，以增加患者的舒适度，且有利于胃内容物排空和食物消化，可有效减少或避免反流和误吸。

3. 营养及饮食的护理　加强营养，提高免疫力。加强危重症患者的营养支持治疗，及时纠正水和电解质、酸碱失衡，加强心、肺慢性病患者的治疗和康复。

4. 口腔护理　口腔细菌繁殖迅速，应保持口腔清洁，以减少细菌数，防止其向下移行而发生 VAP。使用有消毒作用的口腔含漱液进行口腔护理，每 6 ～ 8 小时一次。有效的口腔清洁能通过减少细菌数量来维持口腔的防御体系。

5. 适时撤除有创性装置和器具　保持气管切开部位的清洁、干燥，应每天评估呼吸机气管插管及镇静药使用的必要性，尽早撤机，减少细菌在生物膜定植，降低 VAP 的发生概率。

VAP 的主要预防措施是最大限度地控制和减少呼吸机的使用，宜选择经口气管插管，合理应用抗菌药物，预防条件致病菌在鼻咽部、口腔定植。增强机体免疫力，严格手卫生和无菌操作，降低感染风险，增加宿主的廓清机制，切断外源性传播途径，限制应激性溃疡防控等综合性措施，可有效降低 VAP 的发生。

第 2 节　导管相关性血流感染的预防与控制

导管相关性血流感染（catheter-related bloodstream infection，CRBSI）是指留置导管期间

或拔除中央导管 48 小时内发生的原发性、与其他部位存在的感染无关的血流感染，包括血管内导管相关局部感染和血流感染。患者局部感染时出现红、肿、热、痛、渗出等炎症表现，血流感染除局部表现外还会出现发热（> 38℃）、寒战或低血压等全身感染表现。血流感染实验室微生物学检查结果显示：外周静脉血培养细菌或真菌阳性，或者从导管尖端和外周血培养出相同种类、相同药敏结果的致病菌。

一、感染途径

1. 来源于导管外的感染　见于导管穿刺部位局部的病原微生物经导管与皮肤间隙入侵，并定植于导管尖端，是最常见的感染途径。

2. 来源于导管内的感染　主要见于导管连接处的病原微生物经导管腔内移行至导管尖端，并在局部定植。

二、预防与控制

1. 置管前的预防措施

（1）定期对相关人员进行中心静脉导管置管的适应证、置管规范、护理规范、预防感染的相关知识的培训。熟练掌握预防导管相关感染的流程。

（2）严格掌握置管指征，减少不必要的置管。

（3）对患者置管部位和全身状况进行评估。选择能够满足病情和诊疗需要的管腔最少、管径最小的导管。

（4）选择合适的留置部位，成人中心静脉置管建议首选锁骨下静脉，其次选择颈内静脉，不建议选择股静脉；连续肾替代治疗时建议首选颈内静脉。

（5）各种原因置管困难时，可在超声引导下进行穿刺。

2. 置管中的预防措施

（1）严格执行无菌技术操作规程。置入中心静脉导管、经外周静脉置入中心静脉导管（图 3-1）、植入

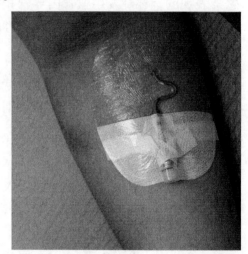

图 3-1　经外周静脉置入中心静脉导管

静脉输液港（全植入式血管通路）时，必须遵守最大无菌屏障要求。操作者戴工作圆帽、医用外科口罩，按《医务人员手卫生规范》有关要求执行手卫生并戴无菌手套、穿无菌手术衣或无菌隔离衣，为患者铺覆盖全身的大无菌单。置管过程中手套污染或怀疑污染、破损时应立即更换。置管操作辅助人员应戴工作圆帽、医用外科口罩、手卫生。静脉输液港的植入与取出应在手术室进行。

（2）用皮肤消毒剂消毒穿刺部位。建议采用 0.5% 洗必泰醇消毒液进行皮肤局部消毒，消毒后的皮肤避免再次接触，待消毒剂干后方可进行置管操作。

（3）置管后应当记录置管的日期、时间，部位，长度，导管名称和类型，尖端位置等，并签名。

3.置管后的预防措施

（1）应当尽量使用无菌透明、透气性好的敷料覆盖穿刺点，对高热，出汗，穿刺点出血、渗出的患者可使用无菌纱布覆盖。

（2）应当定期更换置管穿刺点覆盖的敷料。无菌敷料至少每2天更换1次，无菌透明敷料至少每周更换1次。敷料出现潮湿、松动、可见污染时应当立即更换。

（3）医务人员接触置管穿刺点或更换敷料前，应当严格执行手卫生。

（4）操作中尽量减少三通等附加装置的使用。保持导管连接端口的清洁，每次连接及注射药物前，应当用符合国家相关规定的消毒剂，按照消毒剂使用说明对端口周边进行消毒，待干后方可注射药物；如端口内有血迹等污染时，应当立即更换。

（5）为患者沐浴或擦身时注意保护导管，避免导管淋湿或浸入水中。

（6）严格保证输注液体无菌。输液1天或停止输液时，应及时更换输液管路。

（7）输血时，应在完成每个单位输血或每隔4小时更换给药装置和过滤器；单独输注静脉内脂肪剂时，应每隔12小时更换1次输液装置。置管后，应使用不含防腐剂的生理盐水或肝素盐水进行常规冲封管。

（8）应当每天观察患者导管穿刺点及全身有无感染征象。穿刺部位出现局部炎症或全身感染表现的，怀疑发生血管内导管相关感染时，建议综合评估决定是否需要拔管；如怀疑发生中心静脉导管相关血流感染，拔管时建议进行导管尖端培养、经导管取血培养及经对侧静脉穿刺取血培养。

（9）医务人员应当每天对保留导管的必要性进行评估，不需要时应当尽早拔除导管。紧急置管时若不能保证有效的无菌原则，应在2天内尽快拔除导管，病情需要时更换穿刺部位重新置管。

（10）若无感染征象，血管导管不宜常规更换，不应为预防感染而定期更换中心静脉导管。成人外周静脉导管应3～4天更换1次；儿童及婴幼儿应在使用前评估外周静脉导管功能，正常且无感染时可不更换。不宜在血管导管局部使用抗菌软膏或乳剂。

第3节　导尿管相关尿路感染的预防与控制

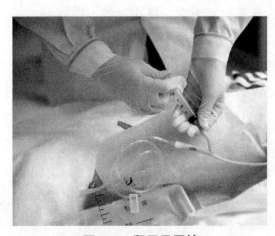

图3-2　留置导尿管

导尿管相关尿路感染（catheter-associated urinary tract infection，CAUTI）主要是指患者留置导尿管（图3-2）后或拔除导尿管48小时内发生的泌尿系统感染，其发生率仅次于肺内感染，是医院感染中最常见的感染类型之一，致病菌绝大多数为革兰阴性杆菌，其中以大肠埃希菌最常见。

一、感染途径

导尿管相关尿路感染的途径主要为逆行性感染，细菌侵入的主要方式如下。

1. 导尿时带入细菌　导尿时未严格执行无菌操作,可将细菌带入患者膀胱内。

2. 细菌逆行侵入　细菌可经导尿管与尿道黏膜间的空隙逆行进入膀胱,是最常见的感染方式。此外,细菌还可经导尿管与集尿袋的连接处或经集尿袋的出口处侵入。

二、预防与控制

1. 置管前

(1)严格掌握留置导尿管的适应证,避免不必要的导尿或留置导尿。

(2)仔细检查无菌导尿包,如过期、外包装破损、潮湿,不应当使用。

(3)根据患者年龄、性别、尿道情况等选择导尿管的型号和材质。

(4)对留置导尿管的患者,应当采用密闭式引流装置。

(5)告知患者留置导尿管的目的、配合要点和置管后的注意事项。

2. 置管中

(1)医务人员规范洗手后,戴无菌手套进行导尿术。

(2)严格遵循无菌操作技术原则留置导尿管,动作要轻柔,避免损伤尿道黏膜。

(3)正确铺无菌巾,避免污染尿道口,保持尽可能大的无菌屏障。

(4)使用合适的消毒剂充分消毒尿道口及其周围皮肤黏膜,棉球不能重复使用。

(5)导尿管插入深度适宜,插入后,向水囊注入 10 ~ 15ml 无菌水,轻拉导尿管以确认导尿管固定稳妥,不会脱出。

(6)置管过程中,指导患者放松,协调配合,避免污染。若导尿管被污染或怀疑被污染时,应当重新更换导尿管。

3. 置管后

(1)妥善固定导尿管,避免打折、弯曲,保证集尿袋高度低于膀胱水平,避免接触地面,防止逆行感染。

(2)保持尿液引流装置密闭、通畅和完整,活动或搬运患者时应夹闭引流管,防止尿液反流。

(3)应使用个人专用的收集容器及时清空集尿袋中尿液。清空集尿袋中的尿液时,要遵循无菌操作原则,避免集尿袋的出口触碰收集容器。

(4)留取小量尿标本进行微生物病原学检测时,应当在消毒导尿管后使用无菌注射器抽取标本送检。留取大量尿标本时(此法不能用于普通细菌和真菌学检查),可以从集尿袋中采集,避免打开导尿管和集尿袋的接口。

(5)不应当常规使用含消毒剂或抗菌药物的溶液进行膀胱冲洗或灌注,以预防尿路感染。

(6)应当保持尿道口清洁,大便失禁的患者清洁后还应当进行相应消毒。留置导尿管期间,应当每日清洁或冲洗尿道口。

(7)患者沐浴或擦身时应当注意对导尿管的保护,不可把导尿管浸入水中。

(8)长期留置导尿管的患者,需根据说明书决定更换导尿管的时间。若导尿管阻塞或不慎脱出时,以及留置导尿装置的无菌性和密闭性被破坏时,应当立即更换导尿管。

（9）患者出现尿路感染时，应当及时更换导尿管，并留取尿液进行微生物病原学检测。

（10）每天评估留置导尿管的必要性，不需要时尽早拔除，尽可能缩短留置导尿管的时间。

（11）医护人员在维护导尿管时，要严格执行手卫生。

第4节　多重耐药菌的预防与控制

多重耐药菌（multidrug-resistant organism，MDRO）是指对临床使用的3类或3类以上抗菌药物同时呈现耐药的细菌。常见多重耐药菌包括耐甲氧西林的金黄色葡萄球菌、耐万古霉素的肠球菌、产超广谱 β- 内酰胺酶细菌、耐碳青霉烯类抗菌药物的肠杆菌科细菌、耐碳青霉烯类抗菌药物的鲍曼不动杆菌、多重耐药或泛耐药的铜绿假单胞菌和多重耐药的结核分枝杆菌等。

一、感染原因

1. 多重耐药菌感染的主要危险因素为患者因急症、重症、器官功能衰竭、高龄、长期卧床等因素导致机体抵抗力下降。

2. 抗菌药物的广泛使用造成微生物的耐药性不断增强，促进了耐药菌株的出现，而且还促使了内源性感染的发生。

3. 医务人员无菌意识不强，监督监控不力，管理人员水平不专业。

二、预防与控制

1. 对确定或高度疑似多重耐药菌感染或定植的患者，应当在标准预防的基础上，落实接触隔离措施，预防多重耐药菌传播。

2. 尽量将患者进行单间隔离，也可以将确定的、同类多重耐药菌感染或定植的患者安置在同一房间。隔离房间应当有隔离标识。没有条件实施单间隔离时，应当进行床旁隔离。

3. 不宜将多重耐药菌感染或定植的患者与留置各种管道、有开放伤口或者免疫功能低下的患者安置在同一房间。多重耐药菌感染或定植的患者转诊之前应当通知接诊的科室，采取相应的隔离措施。

4. 医务人员应当严格遵守无菌技术操作规程，特别是在实施各种侵入性操作时，应当严格执行无菌技术操作和标准操作规程，避免污染，有效预防多重耐药菌感染。

5. 出现多重耐药菌感染暴发或怀疑暴发时，应增加清洁消毒频次。加强多重耐药菌感染或定植的患者诊疗环境的清洁消毒工作，特别要做好物体表面的清洁消毒。

6. 落实抗菌药物使用的各项管理要求，加强抗菌药物使用的处方监测及多重耐药菌的监测。

考点　重症医学科发生感染的预防与控制

自 测 题

A₁/A₂ 型题

1. 为预防 VAP, 如患者无特殊禁忌时, 应将床头抬高（　　）

A. 30°～45°　　　　　　B. 10°～20°

C. 25°～35°　　　　　　D. 50°～60°

E. 15°～20°

2. 关于 VAP 描述错误的是（　　）

A. 对于使用呼吸机的患者, 医务人员应严格掌握气管插管或气管切开的适应证, 使用呼吸机辅助呼吸的患者应优先考虑无创通气

B. 螺纹管冷凝水应及时倾倒, 不可使冷凝水流向患者气道

C. 湿化瓶使用无菌用水, 每天更换

D. 呼吸机使用患者需每日进行评估, 及早撤机, 以降低肺炎的发生率

E. 使用呼吸机的患者在撤机 48 小时内出现的肺炎, 不属于呼吸机相关性肺炎

3. 下列不是造成重症医学科院内感染原因的是（　　）

A. 反复进行导管连接部位的操作

B. 集尿袋反流

C. 为患者擦身

D. 气管切开湿化不完全

E. 工作人员出入重症医学科着装不符合要求

4. 多重耐药菌主要是指对临床使用的 3 类或 3 类以上抗菌药物同时呈现耐药的细菌。常见多重耐药菌不包括（　　）

A. 耐甲氧西林的金黄色葡萄球菌

B. 耐万古霉素的肠球菌

C. 产超广谱 β- 内酰胺酶的细菌

D. 耐碳青霉烯类抗菌药物的肠杆菌科细菌

E. 破伤风杆菌

5. 为降低 VAP 的发生率, 呼吸机管路更换周期应为（　　）

A. 1 天　　　　　　　　B. 3 天

C. 1 周　　　　　　　　D. 每 2 周

E. 1 个月

6. 单独输注静脉内脂肪剂时, 更换输液装置的时间是（　　）

A. 4 小时　　　　　　　B. 6 小时

C. 8 小时　　　　　　　D. 12 小时

E. 24 小时

（徐　琳）

|第 4 章|
重症患者的心理支持

案例 4-1

　　患者男性，40 岁。因车祸致急性呼吸窘迫综合征入住 ICU。患者神志清楚，血压 120/
80mmHg，呼吸 32 次 / 分，动脉血氧分压 5.3kPa，动脉二氧化碳分压 6.7kPa，血氧饱和度 75%，
面罩吸氧后无改善。经紧急抢救，呼吸机辅助呼吸 5 天后，患者呼吸情况好转，准备撤除呼吸机。
患者得知要撤机时，很焦虑，面部表情紧张（皱眉、目光游移），频频摆手向护士示意不要撤机。
问题：1. 目前患者存在的主要心理问题是什么？
　　　2. 护士应如何针对患者的心理问题进行心理支持？

第 1 节　重症患者的心理特点

　　重症患者常因起病急骤，病情发展迅速、凶猛，并发症多等原因，心理变化与一般患者
差别较大，且这些心理反应受多种因素的影响。

一、常见心理反应

　　重症患者病情凶险，心理反应强烈而且复杂。心理反应不但取决于疾病的性质、严重程
度，还受到患者对自身疾病的认识，以及患者的心理素质、个性特征、文化水平、家庭经济
状况等多种因素的影响。重症患者常见的心理反应如下。

　　1. 极度恐惧和焦虑　多发生于初入院的 24 ～ 48 小时。重症患者多是突然起病，或突然
遭受意外，或在原来疾病的基础上病情明显加重，救治困难，随时处于死亡威胁之中，常表
现出极度的紧张、恐惧。急诊入院的患者因突然离开熟悉的环境和亲人，所接触的人和环境
都是陌生的，易产生分离性焦虑。伤残患者，因自我完整性受损，担心将来影响工作和生活，
极易产生焦虑。

　　2. 孤独和忧郁　重症监护室的患者因与外界隔离、家属探视时间短、医护人员忙于抢救
工作而与其沟通的时间少等原因，易产生沟通交流障碍。在这种环境里，患者病情稍有好转
就会产生孤独感。加之病房内各种抢救器材，如呼吸机、吸痰器、监护仪等，也容易使患者
感到自己病情严重，担心病情不能好转，忧虑工作、家庭、生活，从而产生忧郁。患者表现
为消极压抑、悲观失望、自我评价降低、孤僻寡言，常感到孤立无助，严重者可出现自杀倾向。

　　3. 愤怒和敌对　重症患者患病后，对自己的预后抱有期望，希望能很快康复。但是医护
人员紧张忙碌的身影、严肃的表情和各种监护治疗仪器的使用，一次次打破患者的期望。且
患者认为自己受伤或患病是不公平的，担心自己的前途及事业可能受到影响，这些都会使患

者自制力下降，产生愤怒情绪，并通过心理防御机制的转移作用产生敌对行为，将怒气向家人、医务人员发泄。患者多面带怒容、双眉紧锁，由于愤怒可表现出尖叫。

4. 情绪休克　意外创伤给患者造成的心理打击，通常比疾病本身更为严重。特别是在受伤早期，患者对这种毫无先兆、突如其来的意外伤害完全没有心理准备，几乎无法面对现实。在这种超强应激源的作用下，患者在经过短暂的应激状态后，其心理防御机制濒临崩溃，部分患者可持续数天处于情绪休克期。患者表现为异常的平静和冷漠，表情木然、少言寡语，任由医护人员救治，对各种医疗处置的反应平淡、无动于衷等。

5. 否认　入住重症监护室的患者，半数以上会产生心理否认反应，多数患者在入住后第2天开始出现，第 3～4 天达高峰。患者经抢救后病情好转，急性症状初步控制，表现为否认有病，或认为自己的病很轻，不需住院监护治疗。

6. 自我形象紊乱　自我形象紊乱是个体对自己身体结构、外观、功能的改变，在感受认知、信念及价值观方面出现的健康危机。例如，意外事故导致的外伤或烧伤患者，自我完整性破坏，当需要截肢或整容时，患者则产生严重焦虑，担心将来工作和生活受到影响，以致忧心忡忡而不能自拔。

7. 依赖和退化　常发生于重症患者治疗的恢复期。经长期机械通气的患者，习惯于被动辅助通气，多对机械通气有依赖的心理，对脱机有恐惧感；对普通病房医护人员的技术缺乏信任，担心疾病复发或加重，对重症监护治疗室产生依赖心理，并产生焦虑反应，常表现出幼稚行为，有希望得到全面照顾的倾向。

考点　重症患者常见的心理反应

二、常见不良心理反应的原因

1. 疾病认知　大部分重症患者，由于对凶险的病情缺乏心理准备，认为自己病情会危及生命，因此，产生十分明显的恐惧感和威胁感。对疾病的经历和认知水平可使同样疾病、相似严重程度的患者产生截然不同的心理反应。同样，对疾病的错误认识也能引起不良心理反应。

2. 治疗的影响　在对重症患者实施治疗的过程中，某些药物可以影响患者的脑功能，导致他们出现一些不良心理反应。某些治疗如气管插管等，影响患者的语言表达，易导致心理上的不安全感甚至恐惧感。

3. 环境的影响　在繁忙、嘈杂的病室环境中，患者终日看到的是密集的监护与治疗设备、监护光信号、昼夜不灭的灯光及医护人员忙碌的身影，这些紧张的氛围造成了患者的视觉超负荷；病房中存在多种噪声，如呼吸机、监护仪、输液泵发出的报警声，以及工作人员的走路声、说话声等，均会导致患者听觉超负荷、生物钟节律紊乱、睡眠不足和身心极度疲乏，出现不同程度的焦虑、烦躁等心理反应。

第 2 节　重症患者的心理护理

在对重症患者施以有效救治的同时，必须进行有效的护患沟通，了解患者的心理状态，以便对患者实施心理护理，使患者获得良好的心理支持。使其在稳定的情绪状态下，最大限度地发挥主观能动性，与医护人员密切合作，从而促进各种监护措施有条不紊地实施。

护士在实施心理护理的过程中，要始终把建立良好的护患关系放在重要的位置，并贯穿心理护理的始终。在这个环节中要注意遵循有利、尊重、公正、互助的伦理学原则，通过护士的心理护理知识与技能，改善患者的心理状态与行为，使之有利于身心康复。

1. 稳定情绪　对于重症患者，时间就是生命，必须分秒必争，尽快救治。同时也应牢记，这类患者情绪反应强烈，而情绪对疾病又有直接影响，因此，稳定患者的情绪是不可忽视的重要工作。

2. 心理支持　心理支持是指采用各种心理治疗方法在心理上给患者以不同形式和不同程度的支持。护士通过使用积极的语言表达、动作表现、情绪感染直接影响患者的内心世界，使患者产生一种积极获得健康的内在驱动力，或者使那些心理处于极度矛盾和困惑的患者解脱痛苦，心态趋于平和。

3. 加强多种方式交流　尤其对于失去了语言表达能力的患者，护士要掌握一些特殊的非语言沟通技巧，通过对患者表情、手势、口形的观察来判断患者所要表达的意图。

4. 提高认知能力　帮助患者客观地看待自己的病情，建立健康的信念和态度，促使其恢复健康的心理。

5. 消除依赖心理　对即将离开ICU而又产生心理依赖的患者，护士应做好说服解释工作，使患者充分了解自身疾病已经缓解，以解除患者的后顾之忧。

6. 运用放松训练缓解焦虑　放松训练的目的是使患者达到一种主观的安静状态，以逐渐产生安详和轻松的感觉。这样的状态可以用来与可能引起的焦虑状态抗衡。常用的放松训练方法包括深呼吸放松法、肌肉放松法、想象放松法、音乐放松法等。

考点　重症患者心理护理的措施

自 测 题

A₁/A₂型题

1. 重症监护患者心理反应不包括（　　）
   A. 情绪休克
   B. 愤怒和敌对
   C. 欣快
   D. 孤独和忧郁
   E. 依赖和退化

2. 对患者实施心理护理的过程中应首先（　　）
   A. 评估心理状态
   B. 分析心理问题的原因
   C. 建立良好护患关系
   D. 观察效果并制定新方案
   E. 选择适宜对策

3. 为解除患者焦虑可采用的放松方法有（　　）
   A. 肌肉放松法
   B. 深呼吸放松法
   C. 想象放松法
   D. 音乐放松法
   E. 以上都是

4. 患者表现为异常平静、表情木然、寡言少语，对医护人员的任何处置无动于衷，这种异常心理反应是（　　）
   A. 否认
   B. 依赖和退化
   C. 情绪休克
   D. 忧郁
   E. 敌对和愤怒

（张井凡）

第 5 章

重症患者的基础护理

第 1 节 清洁与护理

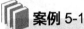 **案例** 5-1

　　患者男性，32 岁。因口干、多饮、多尿、消瘦半年入院。既往病史有糖尿病、高血压。查体：体温 37℃，心率 102 次 / 分，呼吸 20 次 / 分，血压 160/115mmHg，血氧饱和度 73%。呼吸深快且有烂苹果味，呈嗜睡状态。初步诊断为：糖尿病酮症酸中毒。

问题：1. 如何为该患者进行口腔护理？
　　　　2. 该患者是否存在皮肤损伤的危险？请为该患者制订皮肤清洁护理计划。

一、口 腔 护 理

　　口腔护理是指护理人员根据患者的病情和口腔情况，选用恰当的口腔护理液，运用专业的护理技术，为患者清洁口腔的护理方法。危重患者因昏迷、口腔疾病、胃肠功能障碍、气管插管等原因，常不能经口进食，口腔自洁能力减弱，口腔内正常环境难以保持，从而引起口腔菌群失调，耐药菌群大量繁殖，口腔黏膜出现糜烂、溃疡等并发症，甚至引起肺部感染。因此，加强口腔护理，对提高危重患者治疗效果，促使患者康复有着重要意义。

（一）护理评估

　　观察患者口腔黏膜、牙龈、舌、腭、唇等部位，根据口腔护理评估表对患者口腔状况进行评分（表 5-1）。

表 5-1　口腔护理评估

项目	分值		
	1 分	2 分	3 分
唇	滑润，质软，无裂口	干燥，有少量痂皮，有裂口，有出血倾向	干燥，有大量痂皮，有裂口，有分泌物，易出血
黏膜	湿润，完整	干燥，完整	干燥，黏膜擦破或有溃疡面，有萎缩，容易出血、肿胀
牙龈	无出血及萎缩	轻微萎缩，出血	有萎缩，容易出血、肿胀
牙或义齿	无龋齿，义齿合适	无龋齿，义齿不合适	有许多空洞，有裂缝，义齿不合适，齿间流脓液

续表

项目	分值		
	1分	2分	3分
牙垢或牙石	无牙垢或有少许牙石	有少量至中量牙垢或中量牙石	大量牙垢或牙石
舌	湿润，少量舌苔	干燥，有中量舌苔	干燥，有大量舌苔或覆盖黄色舌苔
腭	湿润，无或有少量碎屑	干燥，有少量或中量碎屑	干燥，有大量碎屑
唾液	中量，透明	少量或过多量，透明	少量，半透明或黏稠
气味	无味	有难闻气味	有刺鼻气味
损伤	无	唇有损伤	口腔内有损伤
自理能力	全部自理	需部分帮助	需完全帮助
健康知识	大部分知识来自实践，刷牙有效，使用牙线清洁牙齿	有些错误观念，刷牙有效，未使用牙线清洁牙齿	有许多错误观念，很少清洁口腔，刷牙无效，未使用牙线清洁牙齿

注：1分表示好，2分表示一般，3分表示差。总分为12～36分，分值越高，表明越需要加强对口腔的卫生护理

（二）护理措施

1. 常用口腔护理液的选择（表5-2）

表5-2 常用口腔护理液

名称	作用
0.9% 氯化钠	清洁口腔、预防感染
1%～3% 过氧化氢溶液	防腐、防臭，适用于口腔有溃烂、坏死组织者
0.02% 氯己定溶液	清洁口腔、广谱抗菌
0.02% 呋喃西林溶液	清洁口腔、广谱抗菌
0.1% 醋酸溶液	适用于铜绿假单胞菌感染
0.08% 甲硝唑溶液	适用于厌氧菌感染
1%～4% 碳酸氢钠溶液	碱性溶液，适用于真菌感染
2%～3% 硼酸溶液	酸性溶液，有抑制细菌作用

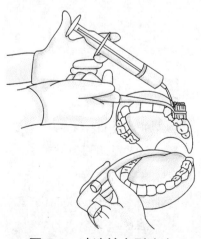

图5-1 冲洗结合刷洗法

2. 护理方法

（1）清醒患者：对于清醒的重症患者，应尽量发挥患者自主性，摇高床头或协助患者坐起，嘱其自行刷牙、漱口，含漱口液1～2分钟。

（2）昏迷患者：如牙关紧闭可使用开口器协助张口；昏迷患者禁止漱口，以免引起误吸，应采取擦拭法。

（3）经口气管插管机械通气患者：应首选冲洗结合刷洗法（图5-1），操作者一手持注射器进行冲洗，另一手持负压吸引牙刷进行刷洗。先对侧后近侧，依次刷洗牙齿、颊部、

舌面、舌下、硬腭及气管插管表面，按需进行口鼻、气道、声门下吸引。对于有口腔黏膜炎、有出血或出血倾向的患者，宜选择冲洗结合擦拭法。操作者一手持注射器进行冲洗，另一手持吸引器进行吸引。冲洗后再进行擦拭，先对侧后近侧，依次擦拭牙齿、颊部、舌面、舌下、硬腭及气管插管表面，按需进行口鼻、气道、声门下吸引。

3. 注意事项　操作者动作应轻稳、细致，以免损伤患者口腔黏膜及牙龈。擦拭时，避免棉球过湿，以防患者误吸。操作前、后均应清点棉球数量，防止遗落在口腔内。操作过程中，注意观察患者反应，如出现病情变化，应立即停止操作。冲洗及刷洗前，要评估患者病情、生命体征、气管插管末端至切牙的距离、气囊压力，有无禁忌证等。应将患者的床头抬高≥30°，头偏向一侧；双人操作，避免气管插管脱出、误吸。口腔护理过程中，要严密观察患者的病情。

考点　重症患者口腔护理方法

二、皮肤护理

由于病情需要重症患者往往采取被动或被迫体位，自主活动能力差，营养失调、长期卧床、疾病等因素使患者常存在多种潜在的皮肤损伤危险因素，皮肤的护理有助于维护患者身体的完整性，促进舒适，预防皮肤感染、压力性损伤（压疮）等并发症。因此，积极为危重症患者进行皮肤评估及护理具有重要意义。

（一）压力性损伤

压力性损伤是指由于压力或压力联合剪切力导致的皮肤和（或）皮下软组织的局部损伤，通常位于骨隆突处或与医源性设备有关。压力性损伤不仅局限于皮肤，也可能发生在黏膜，黏膜压力性损伤主要与医疗器械有关。

1. 高危因素　导致压力性损伤的局部因素有压力、剪切力、摩擦力、潮湿、感染。导致压力性损伤的全身因素有营养不良、组织灌注不足、慢性神经系统疾病、长时间手术、运动功能减退和感觉功能障碍、组织耐受力差、体温异常等。

2. 好发部位

（1）与体位相关：①仰卧位时好发于枕骨粗隆、肩胛部、肘部、颈椎隆突处、骶尾部及足跟部，尤其好发于骶尾部。②侧卧位时好发于耳郭、肩峰、肋骨、髂骨、股骨粗隆、膝关节的内外侧及内外踝处。③俯卧位时好发于面颊、耳郭、肩峰、女性乳房或男性生殖器、髂前上棘、膝部和足趾等处。④坐位时好发于坐骨结节、肩胛骨、足跟等处。

（2）与监护设备相关：电极片、血压袖带、导联线、氧饱和度监测指夹等监护设备长期压迫皮肤组织可造成局部皮下淤血、水疱、溃疡、破损等皮肤损伤。

（3）人工气道的建立：气管插管时，由于牙垫对口唇产生的压力及口腔分泌物的潮湿刺激，导致口唇发生压力性溃疡，口腔黏膜、舌面损伤甚至坏死；呼吸机管路、气管切开套管及氧气面罩的长时间压迫均可导致皮肤损伤。

（4）敷料：透明敷贴、胶布长时间粘贴及撕脱时产生的剪切力会损伤皮肤，尤其是水肿明显的重症患者。

（5）其他：约束带、各种支具（牵引架、石膏、夹板、颈托等）的使用，力量过大会导致约束区皮肤青紫或损伤；肥胖患者皮肤潮湿、褶皱多，易产生压力性损伤；使用冷、热疗法的患者，由于全身情况差，循环差，患者感觉、知觉不灵敏，容易引起皮肤损伤。

3. 护理评估　常用的压力性损伤风险评估量表有布雷登压疮危险因素预测量表（表5-3）、沃特洛压疮危险因素评估量表等，对于皮肤的评估可使用皮下温度和水肿测量装置作为常规临床皮肤评估的辅助方法，也可借助超声、激光多普勒血流测定等技术使得皮肤评估结果更为准确。

表 5-3　布雷登压疮危险因素预测量表

分值	感觉	潮湿	活动方式	活动能力	营养	摩擦或剪切力
1分	完全受限	持续浸湿	卧床	完全不能移动	非常差	已存在问题
2分	极度受限	潮湿	轮椅	重度受限	可能不足	潜在问题
3分	轻度受限	偶尔浸湿	偶尔行走	轻度受限	充足	没有明显问题
4分	没有改变	很少浸湿	经常行走	没有改变	营养摄入极佳	—

注：分数总计范围为6～23分，分数越低越危险。15～16分为低危，13～14分为中危，≤12分为高危。当总分＜16分时，需在护理记录单上记录；当总分＜12分时，90%～100%的可能性会发生压力性损伤

4. 护理措施

（1）尽快筛查：患者入院后应尽快对其进行压力性损伤的风险筛查及皮肤评估。

（2）积极纠正内环境：重症患者皮肤预防的根本措施是积极控制原发病，尽早恢复各系统功能的稳定。在抢救过程中采取主动干预措施，以防止压力性损伤的发生。还应充分利用肠内、肠外营养支持手段，补充足够的营养、维生素及微量元素，以提高皮肤对缺血缺氧的耐受性。

（3）减轻局部压迫：①体位高危人群应定时改变体位，以减少身体易受压部位承受压力的时间和强度。如患者病情允许，尽量选择30°侧卧位，根据力学原理，此体位增加了身体与床的接触面积，使皮肤单位面积所承受的压力下降，身体比较舒展，患者更加安全舒适，可有效减轻或避免骨隆突处的受压。②联合应用减压用具，应用交替式减压空气床垫、R形翻身床、下肢抬高垫等。主要目的是起到柔软支持、分散压力的作用，预防压力性损伤的发生。③在受压部位使用薄膜敷料、水胶体类敷料、泡沫敷料均可减少卧床休息时皮肤所承受的剪切力。

（4）防范潮湿对皮肤的损害：①保持皮肤清洁干燥，避免摩擦。对抵抗力下降的皮肤进行摩擦，会加重其损伤。②皮肤清洁应用冲洗、拍拭的方法，减少机械摩擦对皮肤的损害。③合理应用皮肤保护膜及肛周造口袋。

（5）其他措施：对压力性损伤的治疗还包括生物敷料、生长因子的使用，生物物理学治疗和手术治疗。

（二）失禁相关性皮炎

失禁相关性皮炎（incontinence-associated dermatitis，IAD），也称阴部皮炎、尿疹，指因大小便失控引起的局部皮肤炎症，常发生在腹股沟、臀部、大腿内侧等处，表现为红斑、

浸渍、水肿、大疱、糜烂或皮肤二次感染。

1. 高危因素　大便失禁、尿失禁、频繁性失禁发作（尤其是粪便）、使用封闭性产品、皮肤状况差（如由于衰老、使用类固醇、糖尿病等）、躯体移动障碍、认知障碍、意识障碍、个人卫生无法自理、疼痛、体温升高（发热）、药物因素（抗生素、免疫抑制剂）、营养状况差、严重疾病等。

2. 分级

0 级（无 IAD）：皮肤完好、无发红。

1 级（轻度 IAD）：皮肤完整、发红、红斑、水肿。

2 级（中重度 IAD）：皮肤发红、破损、水肿、水疱、糜烂、感染。

3. 护理措施　发现并治疗失禁的病因是预防 IAD 的关键环节，而清洁和保护皮肤是预防和处理 IAD 的重要措施。

（1）处理失禁：首先对患者全面评估，明确失禁的原因，针对病因采取措施，中断尿液和粪便对皮肤的刺激并制订护理计划；采取营养、液体摄入管理、训练如厕技巧等行为干预、应用成人纸尿裤之类的吸收性失禁产品等护理措施。

（2）局部清洁：每次便后清洗，力度温和、手法轻柔，减少摩擦。选用温和的免冲洗液体皮肤清洁剂或失禁护理专用湿巾，避免使用普通（碱性）肥皂。

（3）保护皮肤：清洗之后，均匀涂抹皮肤保护剂，保护皮肤屏障功能，可选用油膏类（凡士林、氧化锌、二甲基硅油等）或液体类（如丙烯酸酯）皮肤保护剂。合并真菌性皮疹时，可局部应用抗真菌霜剂或弱碱溶液外洗。

（4）修复皮肤：积极保护皮肤，促进屏障功能恢复，局部应用亲脂性皮肤护理产品，如甘油、尿素等修复皮肤脂质结构。

考点　IAD 的预防及护理

第 2 节　体位转换

案例 5-2

　　患者男性，30 岁。因交通事故造成颈椎骨折脱位，影像学检查提示第 5、6 颈椎骨折脱位，脊髓完全离断。患者只能卧床，损伤平面以下瘫痪，卧床期间，为避免压力性损伤及其他并发症，护士需要定时为患者翻身。

问题： 1. 护士应采取何种方法为该患者翻身？

　　　　2. 护士操作时应注意什么？

　　体位转换是指通过一定方式改变人体姿势和位置的过程。变换体位在疾病的治疗过程中有重要作用，既能缓解局部皮肤压迫、肌肉关节挛缩，又能使体液重新分配。

　　由于危重患者病情重、变化快的特殊性，卧位变换时应加强护理。首先应从生理学、力学方面考虑，尽量采用适合患者的舒适卧位。转换卧位前后必须查看患者的生命体征是否适宜，并且要询问患者的感受，必要时向患者说明转换卧位的目的。同一卧位原则上不超过

2小时。为减轻患者局部压力，应尽可能使受压面增大，并选择合适的护理用具（床、枕头、床单、沙袋、气垫等），转换卧位后要注意观察患部、身体局部受压部位和关节的情况。

<h1 style="text-align:center">一、分　　类</h1>

1. 主动体位转换　指患者不需要任何外力辅助，能够按照自己的意志力和生活活动需要，或者根据治疗、护理及康复要求，通过自己的能力转换移动，使身体达到并保持一定的姿势和位置。

2. 助力体位转换　指患者在外力协助下，通过患者主动努力而完成体位转变，并保持身体的姿势和位置。

3. 被动体位转换　指患者无法通过自身，只能依赖外力搬运变换体位，并利用支撑物保持身体的姿势和位置。

<h1 style="text-align:center">二、常用方法</h1>

1. 协助患者翻身侧卧法　协助长期卧床的重症患者更换卧位（图5-2，图5-3），使其感觉舒适，并预防并发症，如压力性损伤、坠积性肺炎。

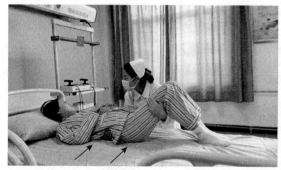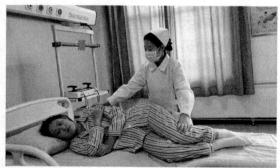

图5-2　一人协助患者翻身侧卧法

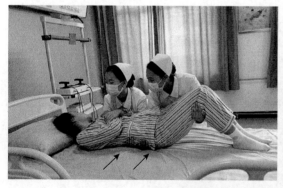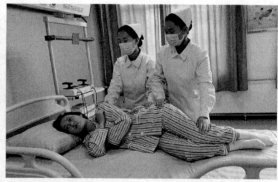

图5-3　两人协助患者翻身侧卧法

2. 协助患者移向床头法　协助滑向床尾而不能自行移动的重症患者移向床头，恢复舒适而安全的卧位（图5-4，图5-5）。

3. 协助患者轴线翻身法　主要用于脊椎受损或脊椎手术后患者改变卧位（图5-6）。

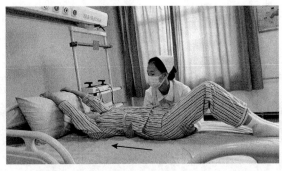

图 5-4　一人协助患者移向床头法

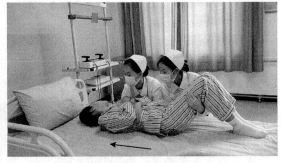

图 5-5　两人协助患者移向床头法

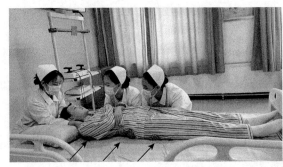
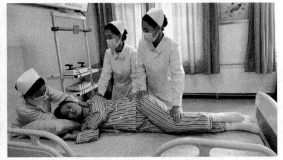

图 5-6　三人协助患者轴线翻身法

三、注意事项

1. 根据需要，选择合适的体位及体位转换方式。

2. 体位转换前，应向患者及其家属说明体位转换的要求和目的，以取得配合。

3. 转换体位前，应了解患者的病情、手术情况等，移动患者时动作轻柔，协调一致，不可强行拖拽，以免对患者造成损伤。鼓励患者尽可能发挥自己的残存能力，同时给予必要的指导和协助。翻转患者时，应注意脊柱平直，颈部损伤的患者要固定好头颈部。

4. 转换体位前，应先将各导管解开、放松，并妥善放置，以免翻身时引起导管连接处脱落或扭曲受压。

5. 骨牵引患者翻身时不可放松牵引；人工冬眠患者体位转换不可超过 180°，以免发生体位性休克。

6. 嘱患者尽量靠近护士，运用节力原则，缩短重力臂，减少体力浪费。

考点　重症患者体位转换的注意事项

链接

烧伤电动翻身床

烧伤电动翻身床形如推车，主要由 3 部分组成：①上、下两层床片（可拆卸）。②旋转盘，在床的两端以旋转盘为轴心使床片翻转，上、下互换位置。③床片支撑架，翻身完毕后用支撑架固定床片。通过翻转使患者减轻创面压迫、促进血液循环、减少压力性损伤形成，加速结痂。利于创面观察和换药。在使用前要向患者说明使用目的和方法，消除顾虑，取得合作。昏迷、休克、心肺功能不全及应用冬眠药物者禁用翻身床。

第3节　转　运

案例 5-3

　　患者女性，52 岁。主因发热、呼吸困难 7 天入院，入院诊断为急性呼吸窘迫综合征。该患者既往有高血压病史，合并病态窦房结综合征，且处于心脏起搏器置入阶段。继发合并凝血功能及肝功能异常，目前收治入 ICU，给予持续无创通气，脉搏氧饱和度监测 95%。现患者需行 CT 检查以了解肺部情况。

问题： 1. 为保障该患者安全，转运至 CT 室前应做好哪些准备？

　　　　2. 在转运过程中应注意哪些事项？

一、概　述

　　重症患者转运是 ICU 的重要工作之一，重症患者转运的目的是寻求或完成更好的诊疗措施，包括医疗设备的使用，明确疾病诊断和采取进一步治疗方案。但转运存在风险，因此，根据转运实施的不同区域，重症患者转运分为院内转运和院际转运。院内转运是指在同一医疗单位不同医疗区域之间的转运，院际转运是指在不同医疗单位之间的转运。

（一）转运决策与知情同意

　　危重患者能否转运，取决于转运利好与风险的综合评估。

　　院内转运由主管医师决定。院际转运则由转出医院主管医师和接收医院共同商议，并且最终应由接收医院主管医师决定。转运前应将转运的必要性和潜在危险告知患者，获取患者的知情同意并签字。患者不具备完全民事行为能力时，应当由其法定代理人签字；患者因病无法签字时，应当由其授权的人员签字。紧急情况下，为抢救患者的生命，在法定代理人或被授权人无法及时签字的情况下（例如挽救生命的紧急转运），可由医疗机构负责人或者授权的负责人签字。

（二）转运人员要求

　　1. 重症患者转运应由接受过专业训练，具备重症患者转运能力的医务人员实施。

　　2. 应至少有 2 人参加转运，其中至少有 1 名具备重症护理资格的护士。

　　3. 病情不稳定时，必须由 1 名医师参与转运；病情稳定的重症患者，可以由经过专业训练的护士完成。

　　4. 转运人员应接受过基本生命支持、高级生命支持、人工气道建立、机械通气、休克救治、心律失常识别与处理等专业培训，能熟练操作转运设备。

　　5. 指定 1 名转运人员作为转运过程的负责人，转运过程中的所有决策均应由该负责人做出。

　　6. 患者到达接收科室或医院后，应与接收人员进行全面交接。如患者未移交，转运人员需要一直陪护患者至返回病房。

（三）转运设备

　　1. 所有转运设备必须能够通过转运途中的电梯、门廊等通道，转运人员须确保所有转运设备正常运转并满足转运要求，所有电子设备都应为电池驱动并保证电量充足。

　　2. 使用符合要求的重症转运床，转运床应与救护车上的担架系统匹配。

（四）转运配置药物

转运时必须携带肾上腺素和抗心律失常药在内的基本急救药物，以防转运途中突发心搏骤停或心律失常。其他药物根据患者的具体情况决定，用输液泵控制给药速度，必须保证输液泵的电量充足和功能完好。

（五）转运前的预处理

对高风险患者进行预处理是保障转送安全的必要措施。最理想的转运应该是一个流动的、无缝的、连续的 ICU 环境。

1. 保持呼吸道通畅，对于气管插管、气管切开或昏迷患者，转运前应给予充分的吸痰、吸氧。

2. 保持静脉通路通畅，静脉留置针及中心静脉导管需妥善固定，输液器连接紧密。并做好静脉通路的安全保护，避免贴膜脱落增加感染风险。

3. 颅内高压患者转运前按医嘱应用脱水剂，尽量去除增加颅内压的因素，同时观察患者双侧瞳孔大小、是否对称、对光反射情况。

4. 搬运前先检查各种引流管并放置好各管道，骨折患者应先妥善固定再搬运。尤其是颈椎骨折患者，应用颈托正确固定。

5. 有精神症状或烦躁的患者，转运前按医嘱使用镇静剂，控制烦躁，妥善约束。

6. 在转运前应确保患者的异常化验结果已得到处理。

7. 记录转运前患者的生命体征，采取相应护理措施，以便与转运过程中的病情变化进行对照。

8. 做好患者及其家属的心理护理，解释转运注意事项及目的，指导配合，消除焦虑、恐惧心理。

（六）禁忌证

1. 心搏、呼吸停止。

2. 有气管插管指征，但未插管的患者。

3. 血流动力学不稳定，未插管的患者。

二、转运流程

重症患者的院际转运流程，见图 5-7。

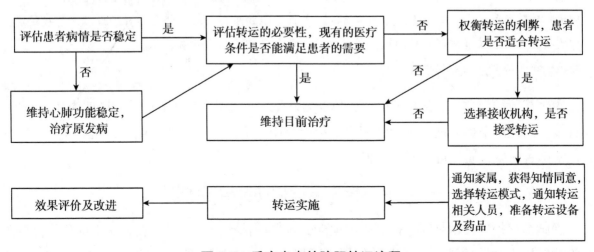

图 5-7　重症患者的院际转运流程

三、注意事项

1. 密切观察病情，转送过程中，护士应站在患者头侧。

2. 防范患者坠伤，拉起床档，必要时使用约束带。颅脑损伤、昏迷的患者，应将其头偏向一侧，控制车速。

3. 转运时注意患者保暖。

4. 搬运患者时医护人员注意动作轻稳，协调一致，防止平车、轮椅撞门、墙等物，确保患者安全舒适。

5. 转运过程中应连续监护。

6. 护士须记录途中患者的一般情况、生命体征、监测指标、突发事件及处理措施等，并记入病历。为接收方提供相关记录，力争做到转运前后监测的无缝衔接。

7. 担架、平车转运途中，应使患者头部在后，下肢在前，以利于病情观察。

8. 飞机转运途中，注意保暖、湿化气道；一般将休克者头朝向机尾，以免飞行中引起脑缺血，颅内压增高等。因高空低压，脑脊液漏患者漏出量会增加，要用多层无菌纱布加以保护，严防逆行感染。

9. 当患者到达接收科室后，转运人员应与接收科室的医务人员进行交接，保证治疗护理的连续性。交接的内容除患者姓名、性别、年龄等基本信息外，还应包括病史、生命体征、实验室检查、治疗情况、管路情况、皮肤情况，以及在转运过程中的问题。交接后应书面签字确认。

10. 传染性疾病重症患者的转运必须遵守传染性疾病的相关法规及原则。

考点 重症患者转运的注意事项

第 4 节　导管的护理

案例 5-4

患者女性，32 岁。因进食油腻食物后出现上腹部剧烈疼痛，放射至腰背部，伴呕吐胃内容物入院。辅助检查：血常规示白细胞 18.7×10^9/L，血淀粉酶 1120U/L，尿淀粉酶 2409U/L，CT 平扫提示：胰腺体积增大，界限不清。初步诊断：急性重症胰腺炎。给予禁食、胃肠减压，解痉镇痛，抑酸护胃，抑制胰液分泌，抗感染，留置深静脉导管营养支持等对症处理。

问题： 深静脉导管的护理措施？

重症患者病情危重，自身抵抗力和免疫力均低下，若侵入性操作过多，随时有生命危险。导管技术已经愈来愈多地运用于临床诊断和治疗中，提高了诊断的精确率，延缓了疾病的发展，使患者的生存质量得到明显改善。

一、中心静脉导管和动脉导管护理

静脉治疗护理技术是临床护理中一项十分重要的治疗技术，目前在临床上应用广泛的除了传统的周围静脉输液外，还有经外周静脉置入中心静脉导管（peripherally inserted central venous catheter，PICC）、完全植入式静脉输液港和中心静脉导管（central venous catheter，CVC）。留置动脉导管进行有创动脉血压监测能实时监测重症患者的血压，真实可靠；并可反复采集血气，减少患者痛苦；还可以经其检查、注药或输血。中心静脉导管与动脉导管的留置为患者的抢救和治疗提供了重要的保障。

（一）中心静脉导管

中心静脉导管是重症患者病情监测、补液输血、输入各种抢救药物的重要通路。重症患者由于需要长期输液、输入血制品、接受静脉营养治疗等，反复外周静脉穿刺不可避免地造成患者痛苦，且药物及高渗液体等可能对血管的破坏造成外周血管穿刺困难，此时中心静脉置管是较好的选择。中心静脉导管属于深静脉置管，经皮穿刺，选择经锁骨下静脉、颈内静脉或颈外静脉，将导管插入上腔静脉，也可经股静脉将导管插入下腔静脉。临床最常用的是锁骨下静脉置管（图 5-8）和颈内静脉置管，股静脉置管应用较少。

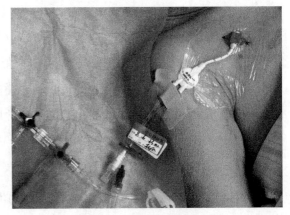

图 5-8　锁骨下静脉置管

1. 适应证和禁忌证

（1）适应证：①外周静脉穿刺困难，需要长期大量输液的患者，留置中心静脉导管可以减少反复穿刺静脉给患者带来的痛苦；②严重创伤、休克、急性循环衰竭或多器官功能衰竭等危重症患者，需要大量、快速扩容或定期监测中心静脉压者；③体外循环下各种心血管手术；④估计术中将出现血流动力学变化较大的非体外循环手术；⑤化疗、胃肠外营养治疗患者，需要输入高渗性、强烈刺激性药物；⑥进行血液透析、滤过或血浆置换；⑦特殊用途，如心导管检查、安装心脏起搏器等。

（2）禁忌证：①穿刺部位皮肤有感染、破溃；②严重的出血或者凝血功能障碍；③广泛上腔静脉血栓形成；④烦躁不安且不予配合的患者。

考点 中心静脉导管的适应证和禁忌证

2. 护理措施

（1）插管后注意观察患者有无气胸、血胸、神经损伤等并发症，通过 X 线片予以证实其导管尖端是否在上、下腔静脉的根部。

（2）保持通畅：①妥善固定，避免导管牵拉、打折、受压和扭曲，注意观察置管长度，防止移位。②不得经中心静脉导管采血。③在每次输液前需用肝素盐水注射器连接导管抽回血，确定导管在静脉内方可输液或推注药物；如未见回血，需查明原因，排除导管滑脱、扭曲、折弯或血栓堵塞等原因。如有血栓堵塞，不要盲目用力冲开导管，应报告医师及时处理。④输入化疗药物、氨基酸、脂肪乳等高渗、强刺激性药物前后及输液结束时，应用肝素盐水或生理盐水采用脉冲式正压封管以防导管内血栓形成堵塞导管，封管液量为导管和附加装置容积的 2 倍。

（3）严防空气栓塞：由于导管进入上腔静脉，患者吸气时可能产生负压，因此输液时要加强观察，不可滴空，以防空气进入形成空气栓塞。

（4）预防感染：详见第3章第2节。

（5）密切观察：每天观察患者导管穿刺点及全身有无感染征象。当患者穿刺部位出现局部炎症表现或全身感染表现时，应怀疑发生血管导管相关感染，立即汇报医师给予综合评估，决定是否需要拔管。拔管时建议进行导管尖端培养、经导管取血培养及经对侧静脉穿刺取血培养。

（6）拔管的护理：医务人员应当每天对保留导管的必要性进行评估，不需要时应当尽早拔除导管。拔管前应常规消毒穿刺部位皮肤，拆除缝线。拔管时应从穿刺点部位轻慢拔出，立即用纱布压迫止血至少5分钟，用敷料覆盖。测量导管长度，观察有无损伤或断裂并做好记录。如怀疑有导管感染，应将拔出的导管用无菌剪刀剪下尖端1～2cm遵医嘱送细菌培养。

考点 中心静脉导管的护理

（二）动脉导管

动脉导管是指经皮穿刺动脉，将导管留置于动脉腔内，便于监测动脉压、采动脉血做血气分析等。最常用的动脉是桡动脉（位置表浅、便于固定，穿刺置管比较容易）。另外，也可选用股动脉、足背动脉等。

考点 动脉导管的留置部位

1. 适应证和禁忌证

（1）适应证：①需反复采集动脉血标本做血气分析等测量的患者；②严重低血压、休克等需要准确监测动脉血压者；③动脉注射抗癌药物行区域性化疗时；④实施某些特殊检查，如选择性动脉造影、左心室造影；⑤术中需要进行血液稀释、控制性升压降压、低温麻醉者；⑥体外循环心内直视术；⑦不能行无创测压者。

（2）禁忌证：①艾伦（Allen）试验表明动脉侧支循环差者，禁行同侧桡动脉穿刺；②有出血倾向或处于抗凝治疗期间者；③穿刺部位有感染者。

> **链接**
>
> **Allen 试验**
>
> Allen 试验是一种用于检查手部尺、桡动脉通畅和相互吻合情况的试验。具体做法：让患者用力握拳，将手中的血液驱至前臂，检查者用双手拇指分别压住患者前臂远端的尺、桡动脉，不让血流通过，让患者伸展手，这时患者手部苍白，然后只放开压迫的尺动脉，让血流通过，则全手迅速变红为正常。重复上述试验，只放开压迫的桡动脉，让血流通过，则全手也迅速变红为正常。如果放开尺动脉或桡动脉压迫后，手部仍苍白则表示该动脉有病变。

2. 护理措施

（1）妥善固定：指导患者保护动脉穿刺部位，防止导管移动或脱出。三通和穿刺针连接要紧密，避免动脉导管脱出影响血压监测，或造成局部血肿和出血。

（2）保持通畅：动脉导管通过三通连接肝素稀释液，管路内无气泡，无血块，维持300mmHg 压力持续缓慢冲洗导管。经常观察动脉波型是否良好，保持管道通畅。

（3）准确测压：患者取平卧位，将传感器置于腋中线第 4 肋间（右心房同一水平）平齐的位置，调整测压零点后开始持续监测，以保证所得结果准确。常规每班调定零点，对监测数据、波形有异议时随时调零。

（4）做好记录：直接动脉测压应每小时观察并记录 1 次，危重症患者随时观察并记录。

（5）并发症的预防及护理

1）感染：是最主要的并发症，在操作过程中要遵循无菌操作原则，每天评估留置动脉导管的必要性，并监测穿刺点，如果发现穿刺部位有红、肿、疼痛等异常情况，应立即拔管，拔管后有效按压，防止栓塞和形成血肿。

2）空气栓塞和血栓：在进行抽血和冲管时，要严防气泡进入管内，一旦发现气泡，要立即用注射器将其抽出，同时要制动被测肢体，以防空气进入动脉引起脑或其他部位梗死。经动脉导管抽取动脉血后，应立即用肝素稀释液进行快速冲洗。管道内如有血块堵塞时应及时予以抽出，切勿将血块推入血管，以免发生动脉栓塞。

3）远端肢体缺血：血栓形成、血管痉挛和局部包扎过紧等原因会引起远端肢体缺血。桡动脉置管前行 Allen 试验；穿刺时避免反复穿刺造成血管壁损伤；选择适当的穿刺针；切勿环形包扎过紧；注意观察远端手指的颜色及温度。

（6）动脉导管留置时间过长会增加感染的机会，一般为 3～5 天，最长不超过 7 天。

（7）拔管：拔管后要有效压迫止血，尤其对应用抗凝药的患者，压迫止血应在 5 分钟以上，必要时用绷带加压包扎。

二、外科引流管的护理

外科引流的目的是将积存于体腔内、关节腔内、器官或组织内的液体（包括血液、脓液、炎性渗液、胆汁、分泌液等）排出体外，防止其在体腔或手术野内蓄积继发压迫症状、感染或组织损害。通过引流可以达到减轻压力、缓解疼痛、减轻炎症、防止炎症扩散、有利于炎症消退、有利于伤口愈合等目的，通过观察引流情况还能及早发现病情变化。外科引流管包括：①普通外科引流管，如胃肠减压管、胆道 T 形引流管、经皮肝穿刺胆道引流管；②胸外科引流管；③泌尿外科引流管；④骨外科引流管；⑤神经外科引流管。本节主要介绍胸外科引流管、骨外科引流管、神经外科引流管的护理。

（一）胸外科引流管

胸腔闭式引流（图 5-9）是胸外科和呼吸科最常见的一种治疗方法，胸腔闭式引流是将引流管一端放入胸腔内，而另一端接入比其位置更低的水封瓶，以便排出气体或收集胸腔内的液体，使得肺组织重新张开而恢复功能。作为一种治疗手段广泛应用于临床，对于疾病的治疗起着十分重要的作用。

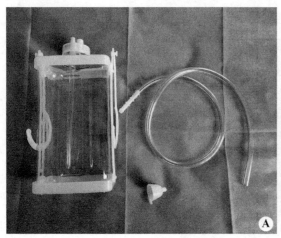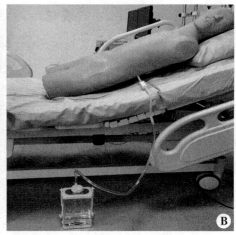

图 5-9　胸腔闭式引流

A. 胸腔闭式引流瓶；B. 胸腔闭式引流

1. 适应证和禁忌证

（1）适应证：血胸、气胸、脓胸、支气管胸膜瘘、食管瘘、大量胸腔积液及胸部外伤或手术患者。

（2）禁忌证：凝血功能障碍有出血倾向者、肝性胸腔积液患者。

2. 护理措施

（1）心理护理：术前向患者解释置管的目的及意义，消除患者顾虑，取得配合。

（2）妥善固定引流管：注明引流管名称、置管日期贴于引流管上。运送患者时应双钳夹管；患者下床活动时，引流瓶位置应低于膝关节，保持密封。

（3）保持管道的密闭和无菌：使用前注意引流装置是否密封，水封瓶长玻璃管下端插至水平面下 3 ~ 4cm，始终保持直立位。胸壁伤口引流管周围用油纱布包盖严密，每日更换引流瓶，更换引流瓶时，必须先双重夹闭引流管，以防空气进入胸膜腔，严格执行无菌操作规程，防止感染。

（4）体位：胸腔闭式引流术后常置患者于半卧位，以利呼吸和引流。鼓励患者进行有效咳嗽和深呼吸运动，利于积液排出，恢复胸膜腔负压，使肺复张。

（5）维持引流通畅：闭式引流主要靠重力引流，水封瓶应低于胸壁引流口平面 60 ~ 100cm，任何情况下引流瓶不应高于患者胸腔，以免引流液逆流入胸膜腔造成感染。定时向水封瓶方向挤压引流管，每 30 ~ 60 分钟 1 次，以免管口被血凝块堵塞。检查引流管是否通畅最简单的方法是观察引流管是否继续排出气体和液体，以及长玻璃管中的水柱是否随呼吸上下波动，尤以患者深呼吸或咳嗽时明显。水柱波动的大小反映残腔的大小与胸腔内负压的大小。正常水柱上下波动 4 ~ 6cm。如水柱无波动，患者出现胸闷气促、气管向健侧偏移等肺受压的症状，应怀疑引流管堵塞，需设法挤捏或使用负压间断抽吸，使其通畅，并通知医师。引流期间观察评估患者呼吸功能及全身情况，鼓励患者做咳嗽、深呼吸运动，帮助患者翻身、叩背、排痰，如患者病情允许，鼓励其早期下床活动，以利于胸腔内气体、液体的排出，促进肺复张。

（6）观察记录：观察引流液的量、颜色、性状、水柱波动范围，并准确记录。一般情况下，开胸术后胸膜腔引流出血性液体，第 1 个 24 小时内不超过 500ml，且引流量逐渐减少、颜色逐渐变淡。若每小时引出血性液体超过 200ml，持续 2 ～ 3 小时，则疑为胸腔内有活动性出血，应及时报告医师处理。

（7）脱管处理：若引流管从胸腔滑脱，应立即用手捏闭皮肤切口，消毒后用凡士林纱布封闭伤口，协助医师做进一步处理。如引流管连接处脱落或引流瓶损坏，立即双钳夹闭胸壁导管，按无菌操作更换整个装置。

（8）拔管指征：置管 48 ～ 72 小时后；引流量明显减少且颜色变淡，24 小时引流量小于 50ml，脓液小于 10ml；X 线胸片示肺膨胀良好、无漏气，患者无呼吸困难。方法：嘱患者先深吸一口气后屏气，迅速拔除引流管，立即用凡士林纱布覆盖引流口，用宽胶布密封，胸带包扎 1 天。

（9）拔管后观察患者有无呼吸困难、切口漏气、渗液、出血、皮下气肿等症状。

考点 胸外科引流管的护理

（二）骨外科引流管

骨与身体其他部位有很大的不同，骨组织特殊的生理结构没有明显的空腔，创口内容易积血、积液，导致患肢或伤口周围组织高度肿胀，引起骨筋膜室综合征，甚至造成组织坏死。因此，骨科术后常采用负压封闭引流技术，通过充分引流，减少毒素吸收，避免患处形成死腔，减轻肿胀；封闭创面，形成密闭、潮湿环境，有利于免疫细胞发挥作用，保持创面清洁，预防感染；在机械牵拉作用下，成纤维细胞进一步分裂增殖，加速创面愈合，防止并发症的发生。

1. 适应证和禁忌证

（1）适应证：重度软组织挫裂伤及软组织缺损、大的血肿或积液、骨筋膜室综合征、开放性骨折、关节腔感染需切开引流、急慢性骨髓炎需开窗引流及术后切口感染等。

（2）禁忌证：癌性溃疡伤口、活动性出血伤口。

2. 护理措施

（1）心理护理：为清醒患者解释操作目的及意义，消除患者顾虑，取得配合。

（2）妥善固定：护士应注明引流管名称、置管日期，贴于引流管上。

（3）维持有效负压，负压以 0.04 ～ 0.06MPa 为宜，负压过大或过小，都不利于创面愈合。引流管固定于床旁，检查中心负压源是否异常，各接头处、半透膜粘贴处是否漏气，引流管内液体柱是否流动。告知患者翻身时不能牵扯、压迫、折叠引流管。避免按压负压敷料，否则吸附的液体会被挤压到周围皮肤上，导致半透膜粘贴不牢。

（4）保持管道的密闭和无菌，检查引流装置的封闭性能，注意引流管有无裂缝，引流瓶是否破损，各衔接处是否密闭。引流管的位置应低于引流口。引流量占引流瓶的 2/3 时应更换引流瓶，且负压引流瓶应每天更换，更换时应用血管钳夹闭引流管，关闭负压源，避免引起逆流感染。

（5）密切观察引流液的颜色、性质和量。准确记录24小时引流量。

（6）创面不需要每天换药，一次负压引流可保持7～14天。密切观察伤口敷料情况，保持伤口敷料干燥，如伤口渗血、引流量异常应及时通知医师处理。创面有异物时，在加强抗感染的同时，冲洗时保持有效负压，防止逆行感染。

（7）引流管堵塞时，可逆行缓慢注射生理盐水浸泡10～15分钟，待堵塞的引流管变软后重新接通负压源。负压敷料干结变硬，可从引流管中缓慢注入生理盐水浸泡使其变软，然后再接通负压源。当发现引流出大量新鲜血液，应立即通知医师，检查创面内是否有活动性出血，并做出相应处理。

（8）饮食指导，进食高蛋白、高热量，富含维生素、粗纤维食物，少食多餐，多喝水，以促进感染性毒素排泄及有效预防便秘。忌烟酒，忌辛辣刺激性食物。

（9）指导患者积极进行功能锻炼，预防关节僵硬等并发症。引流期间应根据患者情况安置合适的体位。

（三）神经外科引流管

手术是神经外科治疗的主要手段，为了术后引流血性脑脊液、促进伤口愈合、观察病情变化、减少手术并发症等会根据手术部位留置不同的引流管，常见管路主要包括脑室引流管、腰大池引流管、蛛网膜下隙持续引流管、硬膜外引流管、硬膜下引流管、瘤腔引流管以及血肿腔引流管等。在置管期间，引流管的固定、放置的高度、是否引流畅通等，不仅对患者病情的判断以及预后的评估有很大的影响，而且在保证患者生命安全方面也起着举足轻重的作用。

1. 适应证和禁忌证

（1）适应证：①脑室引流管，适用于脑积水、脑室内占位性病变、颅后窝占位巨大手术前减压、高血压脑出血破入脑室等；②硬膜下引流管，适用于急慢性硬膜下血肿、脓肿、积液。③硬膜外引流管，适用于硬膜外血肿，开颅手术后预防硬膜外血肿。

（2）禁忌证：凝血功能障碍、穿刺部位感染、濒死危重患者。

2. 护理措施

（1）心理护理：为清醒患者解释操作目的及意义，消除患者顾虑，取得配合。

（2）安置体位：根据患者情况安置合适体位，通常为将头部抬高15°～30°的卧位。有利于静脉回流，减轻脑水肿。

（3）将引流袋悬挂于床头并妥善固定：护士应注明引流管名称，置管日期、时间贴于引流管上。

（4）脑室引流瓶（袋）入口处需高出外耳道水平面10～15cm；硬膜外、硬膜下引流管根据颅内压情况置于床面或遵医嘱调整。

（5）观察并记录引流液的量、颜色、性状：术后早期，控制引流速度，若引流过多过快，易导致颅内压降低引起头痛、恶心、呕吐，可抬高或暂时夹闭引流管。引流量每天在500ml以内。当颅内感染时，引流量可适当增多。术后1～2天引流液呈血性，逐渐变为橙黄色，最后澄清。颅内感染时引流液为毛玻璃状或絮状物。

（6）严格执行无菌操作原则：对暴露在伤口外的导管和接头，应每天用 75% 乙醇消毒 3 次，用无菌纱布包裹接口处，预防感染。伤口敷料渗湿应及时更换，必要时做脑脊液检查或细菌培养。

（7）保持引流通畅：避免引流管受压、扭曲、折叠，若引流液突然减少，可能为引流管阻塞，应将引流袋放低，并轻轻转动引流管。

（8）拔管指征：脑室引流一般为 3 ~ 7 天，拔管前先夹闭引流管 24 ~ 48 小时，观察患者有无头痛、呕吐等颅内压增高症状，观察意识、瞳孔等变化。慢性硬膜下血肿钻孔引流患者，应在术后 3 ~ 5 天引流液减少时拔除引流管。

三、人工气道的护理

人工气道是指为保证气道通畅，将导管经鼻或口插入或切开气管所建立的气体通道。能为气道通畅、通气供氧、呼吸道吸引和防止误吸等提供最佳条件。人工气道建立是抢救危重症患者的重要手段之一。目前临床常见的人工气道有气管插管和气管切开两种。

（一）气管插管

气管插管是指将一特制的气管内导管（图 5-10）经声门置入气管，依靠气管导管外的气囊将气道密闭，将气管导管直接与呼吸机相连，进行机械通气。按插管途径不同分为经口气管插管和经鼻气管插管两种方式。

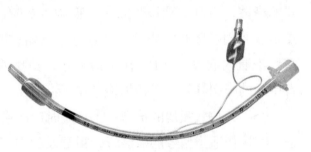

图 5-10　气管内导管

1. 适应证和禁忌证

（1）适应证：①呼吸、心搏骤停者；②呼吸困难综合征或呼吸功能不全需进行辅助呼吸者；③上呼吸道分泌物过多不能自行咳出，需行气管内吸引者；④头面部严重创伤，颈部、面部大手术不能保证呼吸道通畅者；⑤各种全身麻醉或静脉复合麻醉者；⑥婴幼儿气管切开前需进行气管插管定位者；⑦咽喉部保护性反射降低时防止发生误吸者。

（2）禁忌证：①咽喉部烧灼伤、肿瘤或有异物存留者；②喉头水肿、急性喉炎、喉头黏膜下血肿或有严重出血性疾病（如血友病），插管的创伤可引起严重出血；③主动脉瘤压迫气管时，插管可引起主动脉瘤的破裂；④下呼吸道分泌物潴留引起的呼吸困难，难以从插管内清除，应做气管切开。⑤颈椎骨折脱位者。

2. 护理措施

（1）体位：安置患者于舒适体位，如无禁忌证，可将床头抬高 30° ~ 45°。

（2）妥善固定导管：由于呼吸道黏膜敏感性高，患者无法耐受插管，会反射性竭力将导管吐出，使导管上下移动，致气道黏膜损伤或导管滑出，因此妥善固定导管至关重要。临床常用固定法有胶带固定、棉带固定、气管插管固定器等。对有意识障碍者，给予保护性约束。

（3）保持导管通畅：选择比导管略粗的牙垫，避免患者咬扁导管，影响气道通畅；及时吸出导管、口腔及鼻腔内的分泌物；加强气道湿化，必要时予以雾化吸入和吸痰。

（4）密闭式吸痰的护理：①吸痰前后对患者的呼吸功能进行评估。②吸痰过程中评估患者痰液的性状、量和颜色，并做记录。③吸痰过程中留取痰标本。根据检查目的选择收集容器，常用的容器有无菌留痰器和广口玻璃瓶，容器应洁净、干燥，不应有异物污染。如收集24小时痰液，应使用盛有防腐剂的广口玻璃瓶；如留痰涂片做细菌学检查或留取痰培养，应用无菌留痰器。容器外壁贴好检验标签，标明患者科别、床号、姓名、ID号等。④提倡按需吸痰，即在听到或观察到患者有痰时应及时吸痰，不主张定时吸痰，以减少吸痰带来的并发症且可减轻患者的痛苦。⑤使用呼吸机的患者在吸痰前后应给予吸入100%的纯氧2分钟，以提高患者的血氧饱和度至所能达到的最高值，从而避免吸痰时发生严重的低氧血症。吸痰前、中、后应密切观察患者生命体征和血氧饱和度的变化，如有不适或发生低氧血症及心律失常等，应立即停止吸痰，呼叫医生给予紧急处理。⑥密闭式吸痰系统应每24小时更换1次，使用中注意保持吸痰系统的密闭性。吸痰前先用生理盐水冲洗吸痰管，以检查吸引负压、吸痰管是否通畅，同时湿润吸痰管，降低吸痰管与气管插管之间的摩擦，以利于吸痰管插入。吸痰后及时冲洗吸痰管，充分冲洗管腔内痰液，防止痰液黏附管腔内壁阻塞吸痰管。⑦宜选用密闭式贮液瓶收集痰液。如使用非密闭式贮液瓶，应在贮液瓶内放少量0.1%含氯消毒液，使痰液不黏附于瓶底，以便于清洗、消毒。一般患者用后的吸引导管、贮液瓶应消毒后备用。

（5）开放式吸痰的护理：①吸痰时应严格无菌操作，每次吸引前应更换吸痰管，避免感染；②选择适当型号的吸痰管，粗细及软硬度均适宜；③吸痰前后分别给予纯氧吸入1～2分钟；④吸痰动作应轻、稳，以防引起剧烈咳嗽；⑤吸痰毕吸入纯氧后调回原先设置好的氧浓度。一次吸痰时间（导管断开至连接呼吸机）以不超过15秒为宜；⑥密切观察痰液的性质、颜色和量，判断痰液黏稠度，如痰液黏稠可配合背部叩击、雾化吸入等；⑦吸痰时注意观察患者的心率、血压和血氧饱和度等参数的变化。

（6）保持口腔清洁：遵医嘱每日行口腔护理，预防口腔感染。

（7）气管插管拔除的护理：经医生判断有拔管指征时，拔管前给予患者充分吸氧，观察生命体征和血氧饱和度，吸净气道、口鼻内及气囊上的分泌物；去除气管插管固定胶布或固定器，用注射器缓慢抽出气囊内气体，然后边拔除气管导管边吸引气道内痰液；拔管后立即给予吸氧，观察患者生命体征、血氧饱和度、气道是否通畅等。注意观察患者有无会厌炎、喉头水肿、喉痉挛、气道压伤等并发症。

（8）心理护理：由于气管敏感性高，清醒患者对气管内留置导管常难以忍受，甚至感到恐惧，应向患者解释建立人工气道的重要性、目的及配合的方法等。体贴关心患者，态度和蔼，缓解其紧张情绪。

（9）并发症的预防：①气道阻塞。密切观察导管置入长度及牙垫位置，防止咬扁导管阻塞气道；当痰液黏稠时，可配合雾化吸入以稀释痰液，按需给予吸痰；吸痰管要插至有效深度，以便将气管导管口以下的痰液吸净。②气道压伤。减轻气囊对局部黏膜的压迫，尽量采用高容低压气囊，避免过度充气，维持气囊压在25～30cmH$_2$O；或采用带有双气囊的导管，两个气囊交替使用，减少气管黏膜局部压迫。

考点 气管插管的护理

（二）气管切开

气管切开是切开颈段气管前壁，通过切口将气管套管（图5-11）插入气管内，使患者直接经套管进行呼吸，连接呼吸机实施机械通气或进行吸痰以解除下呼吸道分泌物引起的阻塞，是抢救危重患者的急救手术。根据切开方式不同可分为开放式气管切开和经皮式气管切开。开放式气管切开对患者创伤大，耗时多，一般在手术室内进行；经皮式气管切开对患者创伤小，耗时短，在床旁即可进行。

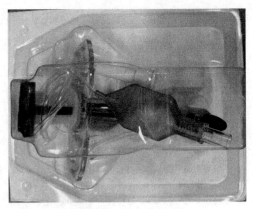

图 5-11　气管套管

1.适应证和禁忌证

（1）适应证：①喉阻塞，喉部炎症、肿瘤、外伤、异物等引起的严重喉阻塞，导致患者呼吸困难、窒息；②下呼吸道分泌物潴留，各种原因引起的昏迷、下呼吸道炎症、胸部外伤或手术后不能有效咳嗽排痰导致下呼吸道分泌物潴留，且行气管插管不能顺利吸出分泌物者；③预防性气管切开，某些面颈、口腔等部位的手术，为了便于气管内麻醉及防止血液分泌物流入下呼吸道，可做预防性气管切开；④颈椎损伤，呼吸困难者；⑤需要长时间使用呼吸机辅助呼吸者。

（2）禁忌证：①严重出血倾向者；②气管切开部位以下占位性病变引起的呼吸道梗阻者。

2.护理措施

（1）保持病室干净、整洁，室温维持在22.5～25.5℃，湿度55%～65%，减少探视，定时通风，减少空气污染。

（2）床头常规备吸引器、给氧装置、止血钳、照明灯、气管切开包等，以备气管套管阻塞或脱出时急用。

（3）患者采取半卧位，保证气管套管的通畅，防止因气管套管移位、滑脱或痰液引起的堵塞，要定期检查气管套管的位置和球囊压力，球囊压力维持在25～30cmH$_2$O，给予充分的气道湿化，如套管口未接呼吸机，可用2～4层湿纱布覆盖或连接人工鼻，按需给予吸痰。要检查固定带松紧度，固定带和皮肤之间恰好能伸进1指为宜，套管太松容易脱出，太紧则影响血液循环。

（4）做好心理护理。由于气管敏感性高，清醒患者对气管内留置导管常难以忍受，常使患者感到恐惧，应向患者解释建立人工气道的重要性、目的及配合的方法等。体贴关心患者，态度和蔼，缓解其紧张情绪。

（5）密切观察有无术后并发症，如有无皮下气肿、出血、脱管、气胸、感染等并发症的发生。并发症中以皮下气肿最为常见，主要是在手术时分离过多气管周围组织或气管切口过长等所致，大多能自行吸收，无须特殊处理；如果气肿范围过大时应注意有无气胸或纵隔气肿。气管切开后，由于失去了鼻腔加温和加湿空气的作用，抑制了黏膜纤毛清除率，且伤口是气道细菌污染的来源，所以较易发生呼吸道感染。

（6）严密观察切口血性分泌物的量，保持切口敷料及固定带清洁、干燥，每天至少换药并更换敷料1次，注意无菌原则，防止感染。

（7）金属的气管套管，要保证其内套管清洁，无痰痂形成，需每日2次取出内套管给予煮沸消毒、浸泡消毒或高压蒸汽灭菌。

（8）一般术后10天内不更换外套管，但长期带管者应2～3周更换1次。

（9）拔管时，先将气囊放气，再进行试堵管，逐渐将内套管管口由堵1/3至1/2再全堵，做好拔管准备。堵管期间密切观察患者的呼吸、咳痰情况。如出现呼吸困难，应及时停止堵管。一般全堵24～48小时患者呼吸平稳，发音正常即可拔管。拔管时，松开固定带，然后边拔除套管边吸引气道内痰液。拔管后消毒伤口周围皮肤，创面不需缝合，用蝶形胶布拉拢粘合，再用无菌敷料覆盖，2～3天后创口即可愈合。

（10）拔管后48小时内严密监测患者的呼吸、血氧饱和度等，同时在床旁准备气管切开包和合适的套管，以备急用。

考点 气管切开的护理

第5节　镇痛、镇静护理

案例 5-5

患者男性，22岁。工作中不慎被汽油烧伤，造成头面部、呼吸道、双上臂烧伤，患者自感疼痛难忍，躁动不安、呼吸困难。

问题： 如何为该患者实施镇痛、镇静护理？

重症患者由于疾病和各种有创治疗、操作导致其容易出现躯体疼痛和焦虑等不良情绪，严重影响预后。镇痛、镇静护理的意义在于减轻患者焦虑、烦躁症状，防止患者躁动；维持低代谢，减少组织耗氧量，减轻各种应激反应，促进患者病情康复。

一、重症患者的镇痛护理

疼痛是一种与组织损伤或潜在组织损伤相关的不愉快的主观感觉和情感体验，既是机体对创伤或疾病的反应机制，也是疾病的症状。除自身疾病和创伤外，手术治疗及各种诊疗、操作也是导致患者疼痛的原因。若疼痛处理不及时，会影响患者的睡眠和治疗效果，导致一系列的生理和心理问题，延缓康复，降低生活质量。因此，疼痛管理是ICU护士的重要职责之一。

（一）护理评估

疼痛评估的内容主要为疼痛的时间、部位、性质、程度及伴随症状；患者对疼痛的耐受力；引起疼痛的主要因素等。

（二）护理措施

1. 减少或去除疼痛诱因　首先应减少或消除引起疼痛的诱因，重症患者疼痛的诱因主要有原发疾病、治疗手段、有创治疗方式、长时间卧床和气管插管等。

2. 动态评估　实施镇痛治疗后，要对镇痛效果进行动态评估，并根据评估结果进一步调整治疗方案。

3. 药物止痛　药物治疗主要包括阿片类镇痛药、非阿片类中枢性镇痛药及其他镇痛药物，理想的镇痛药物应具有以下优点：起效快，易调控，用量少，较少的代谢产物蓄积及费用低廉。阿片类常用药物有吗啡、芬太尼，其副作用主要是引起呼吸抑制、血压下降和胃肠蠕动减弱，老年人尤其明显。非阿片类常用镇痛药为曲马多，主要用于术后轻度和中度急性疼痛的治疗。

4. 物理镇痛　可采用电疗法、光疗法、超声波疗法、冲击波疗法、磁疗法、水疗法、生物反馈疗法等，达到抗炎、消肿、镇痛、解痉，改善局部血液循环，提高组织新陈代谢，兴奋局部神经、肌肉等目的。

5. 自控镇痛泵（图 5-12）的应用　麻醉医师依据患者病情为自控镇痛泵设定合理的药物和剂量，患者感到疼痛时按下自控按钮，就会有适当剂量的药物泵入患者体内。使用前应先检查导管各个连接段有无漏液；检查穿刺点有无肿胀；泵内药物容量如未见逐渐减少，应检查导管是否堵塞。按需镇痛，可以及时、迅速、有效地解除患者疼痛，减轻患者的痛苦和心理负担。利于抑制机体对于强烈疼痛的应激反应，有利于患者免疫功能

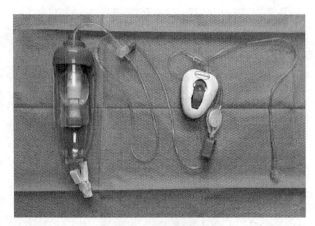

图 5-12　自控镇痛泵

的恢复，减少并发症发生。利于患者充分配合治疗，利于患者咳嗽、排痰、改善呼吸功能，促进患者康复。

6. 心理护理

（1）减轻患者心理压力：重症患者大多病情严重而复杂，除了疼痛本身带来的痛苦，还面临着诸多其他不良心理考验，如各种有创治疗、各种留置管道、监测仪器，面对冰冷的仪器、陌生的环境、刺耳的报警声、昼夜不熄的灯光等各种不良刺激，使得重症患者内心常处于一种恐惧、脆弱、无助、焦虑的不良状态。因此，护士在工作中应重视鼓励患者，使患者认识到这一切都是暂时的。要以积极心态面对，树立尽快康复或好转的信心。

（2）转移注意力：引导患者将注意力从对疼痛的关注转移到其他安全、能被自己接受的事物上，进而缓解焦虑情绪减轻疼痛体验，如音乐疗法、有效深呼吸、冥想放松疗法、按摩理疗等。

7. 病情观察　镇痛过程中，应严密观察患者的呼吸、循环等系统功能，及时处理并发症，如有呼吸抑制作用应注意观察患者的呼吸运动，加强气道管理，促进呼吸道分泌物的排出。尿潴留常发生在镇痛治疗后 24 ～ 48 小时，应尽量避免镇痛和镇静药物同时使用，为患者安

排合理的排尿时间。对于低血压者，应根据患者的血流动力学变化调整给药速度，并适当进行液体复苏治疗。对于皮肤瘙痒者，应注意避免搔抓、摩擦及避免用强刺激性外用药，必要时应用抗组胺药物。

考点　重症患者疼痛的护理措施

链接

谵妄

谵妄是一组表现为急性、可逆性、广泛性的认知及意识障碍综合征，常急性发作，病程反复，在综合医院住院的患者，尤其是 ICU 患者中非常普遍。谵妄的发生可由易患因素与诱发因素共同作用引起。易患因素包括神经精神病史、合并其他疾病、高龄等；诱发因素包括感染、药物、代谢异常或代谢障碍性疾病、缺氧、疼痛、睡眠剥夺等。主要表现为注意力下降、定向力障碍、睡眠障碍、错觉幻觉、情感障碍。发病夜重昼轻，持续数小时、数天甚至数周。

二、重症患者的镇静护理

重症患者处于强烈的应激环境之中，常感觉到极度的无助和恐惧，甚至躁动挣扎，危及生命。对重症患者实施有效的镇静可以改善患者的睡眠，诱导遗忘，减少或消除患者对其在 ICU 治疗期间病痛的记忆，减轻或消除患者焦虑、躁动甚至谵妄，防止患者的无意识行为干扰治疗，保护患者的生命安全。

（一）护理评估

ICU 患者理想的镇静状态为安静时患者入睡，呼唤患者时，患者可睁眼配合活动。但在临床治疗中，因个体差异、疾病、药物等因素的影响，镇静效果不易控制，需要护理人员动态评估，随时调整用药计划以维持镇静水平。常用的有 Richmond 躁动-镇静评分（Richmond agitation-sedation scale，RASS）和 Ricker 镇静-躁动评分（sedation-agitation scale，SAS）。

1. Richmond 躁动-镇静评分（表 5-4）

表 5-4　Richmond 躁动-镇静评分

临床状态	分值	镇静程度
有暴力行为	+4	有攻击性
试着拔出呼吸管，胃管或静脉导管	+3	非常躁动
身体激烈移动，无法配合呼吸机	+2	躁动焦虑
焦虑紧张但身体只有轻微的移动	+1	不安焦虑
清醒自然状态	0	清醒平静
没有完全清醒，但可保持清醒超过 10 秒	−1	昏昏欲睡
无法维持清醒超过 10 秒	−2	轻度镇静
对声音有反应	−3	中度镇静
对身体刺激有反应	−4	重度镇静
对声音及身体刺激都无反应	−5	昏迷

2. Ricker 镇静 - 躁动评分（SAS）　根据患者 7 项不同的行为，对其意识和躁动程度进行评分（表 5-5）。

表 5-5　Ricker 镇静 - 躁动评分（SAS）

程度	临床状态	分值
无反应	对刺激无反应，不能交流及服从指令	1
深度镇静	对躯体刺激有反应，不能交流及服从指令，有自主活动	2
镇静	唤醒困难，通过语言或轻晃身体能唤醒并能服从简单指令，但很快入睡	3
安静合作	安静，容易唤醒，听从指令	4
躁动	焦虑或身体躁动，试图坐起，言语提示劝阻可安静	5
非常躁动	咬气管插管、需要保护性约束及反复提示劝阻	6
危险躁动	拉扯气管插管、试图拔除管道，翻越床档、攻击工作人员	7

考点　重症患者的镇静程度评估

（二）护理措施

1. 药物镇静　理想的镇静药物具有以下特点：起效快，剂量 - 效应可预测；半衰期短，无蓄积；对呼吸循环抑制作用小；代谢方式不依赖肝肾功能；抗焦虑与遗忘作用同样可预测；停药后能迅速恢复；价格低廉等。

2. 加强监测　给患者实施镇静后，要对镇静深度进行密切监测，RASS 和 SAS 评分是常用可靠的镇静评估工具。同时还要监测以下指标。

（1）患者的呼吸功能：包括呼吸的频率、节律、幅度、呼吸周期和呼吸形式，常规检查脉搏氧饱和度，定时监测动脉血氧分压和二氧化碳分压，对机械通气患者应定期监测自主呼吸潮气量、每分钟通气量等。镇痛镇静不足时，患者可能出现呼吸浅促、潮气量减少、氧饱和度下降等表现。镇静过度时，患者可能表现为呼吸频率减慢、幅度减小、缺氧或二氧化碳蓄积等，应及时进行镇静评估，调整治疗计划。检查患者气道，保证气道通畅，及时吸出口鼻腔分泌物、血块及呕吐物，避免窒息。

（2）患者循环功能：部分镇静药对血压影响明显。苯二氮䓬类药物负荷剂量引起血压下降，尤其是老年人和血流动力学不稳定的患者。丙泊酚单次注射可出现暂时性呼吸抑制和血压下降，心动过缓，一旦出现低血压应针对原因进行处理，调整给药速度，适当进行液体复苏治疗，保证血流动力学稳定，必要时给予血管活性药物。

（3）神经功能：实行唤醒计划，每天定时中断镇静药物输注（最好是白天），直至患者清醒并能正确回答至少 3 ～ 4 个简单问题或者逐渐表现出不适或躁动，重新以原镇静剂用量的一半开始给药并滴定至目标镇静水平。评估患者精神与神经功能状态，避免药物蓄积和苏醒延迟，降低意外拔管的风险，减少用药量，减少机械通气时间和 ICU 停留时间。评估后依情况判断是否继续给药或调整剂量，停药期间严密监测，加强护理，防止患者在唤醒期躁动而出现意外。该方案可监测用药效果及不良反应，动态监测患者各项生命体征，如出现异常及时报告医生妥善处理，防止药物过量或其他并发症的发生。

3. 心理支持　护士应做好心理护理消除患者不良心理刺激，态度和蔼、言语温和、动作轻柔沉稳，以取得患者的信任。了解患者的病史和一般情况，护士可根据患者的病情、文化背景等因素选择恰当的沟通方式，重视患者的诉求。向患者及其家属解释各项操作、管道应用的目的和重要性，取得患者的配合。加强护患沟通，建立良好的护患关系，可以减少患者的焦虑和忧郁，增加患者的安全感。

4. 安全防护　躁动患者应设专人守护，加床档防止坠床，适当约束，不可捆绑，以免过度挣扎造成颅内压升高或其他损伤，躁动时保护好头部。妥善固定管道，防止滑脱。积极排查各种安全隐患并及时解除。

5. 防止戒断　大剂量使用镇静药物治疗超过1周，可产生药物依赖性和戒断症状。苯二氮䓬类的戒断症状表现为躁动、睡眠障碍、肌肉痉挛、癫痫发作、嗜睡等，部分患者有恶心、呕吐、流涕、声光敏感性增加、感觉异常等。因此，应有计划地逐渐减量，不能快速停药。

自 测 题

A₁/A₂型题

1. 为危重症患者进行口腔真菌感染护理时应选择的口腔护理液是（　　）
   A. 0.08% 甲硝唑溶液
   B. 2% ~ 3% 硼酸
   C. 1% ~ 4% 碳酸氢钠溶液
   D. 0.9% 氯化钠溶液
   E. 0.1% 乙酸溶液

2. 为危重患者口腔护理时禁忌（　　）
   A. 漱口　　　　　　B. 使用开口器
   C. 使用压舌板　　　D. 取下活动义齿
   E. 使用棉球擦拭

3. 仰卧位容易引起皮肤损伤的部位不包括（　　）
   A. 枕骨粗隆　　　　B. 肩胛部
   C. 肘部　　　　　　D. 颈椎隆突处
   E. 坐骨结节

4. 下列不是危重症患者体位转换目的的是（　　）
   A. 增进舒适　　　　B. 便于抢救
   C. 预防尿路感染　　D. 预防坠积性肺炎
   E. 检查需要

5. 患者男性，呼吸衰竭伴抽搐，现予呼吸机械通气，并需转送上一级医院。以下关于转运的叙述错误的是（　　）
   A. 转运过程中特别注意防止气管插管的移位
   B. 需要记录气管插管深度
   C. 转运过程中注意监测呼吸频率、氧气供给情况等
   D. 不能给患者使用镇静剂，以防呼吸抑制
   E. 转运途中应将患者妥善安置

6. 下列不是重症患者转运过程中必须监测的指标是（　　）
   A. 心电监测　　　　B. 无创血压
   C. 体温　　　　　　D. 呼吸
   E. 脉搏、血氧饱和度

7. 下列不适于做中心静脉置管的患者是（　　）
   A. 体外循环下各种心脏手术
   B. 休克需定期监测中心静脉压者
   C. 放置心内起搏器
   D. 穿刺部位有皮肤损伤感染
   E. 需长期持续输液而外周静脉穿刺困难者

8. 动脉穿刺置管术首选穿刺部位是（　　）

A. 桡动脉 　　　　 B. 脑动脉

C. 股动脉 　　　　 D. 颈外动脉

E. 颈内动脉

9. 胸腔闭式引流，水封瓶长管应浸入液面以下（　　）

A. 1～2cm 　　　　 B. 3～4cm

C. 4～5cm 　　　　 D. 5～6cm

E. 7～8cm

10. 护士查房时发现患者的胸腔闭式引流管脱出，首先要（　　）

A. 立即报告医师

B. 立即用手捏闭皮肤切口

C. 把脱出的胸腔引流管重新插入

D. 给患者吸氧

E. 观察引流量

11. 气管插管患者一般采取（　　）

A. 仰卧位 　　　　 B. 侧卧位

C. 半卧位 　　　　 D. 俯卧位

E. 膝胸卧位

12. 气管切开术后，患者居住的病房对温度和湿度的要求分别是（　　）

A. 温度 22.5～25.5℃，相对湿度 55%～65%

B. 温度 20℃，相对湿度 50%

C. 温度 20℃，相对湿度 30%

D. 温度 15℃，相对湿度 80%

E. 温度 25℃，相对湿度 60%

13. 患者男性，50 岁，因肺癌手术后进行气管插管吸氧，气管插管后随时检查导管是否通畅，每次吸痰时间不超过（　　）

A. 5 秒 　　　　 B. 10 秒

C. 15 秒 　　　　 D. 20 秒

E. 25 秒

14. 气管切开插管拔管时应注意（　　）

A. 充分吸痰

B. 放气囊拔管

C. 保留面罩吸氧

D. 伤口用蝶形胶布固定，并用纱布覆盖

E. 以上都对

15. 常用的可靠的镇静评估工具是（　　）

A. RASS 评分

B. Ramsay 镇静量表

C. 肌肉活动评分法（MAAS）

D. 脑电双频指数（BIS）

E. Glasgow 昏迷评分

16. 属于阿片类镇痛药的是（　　）

A. 曲马多 　　　　 B. 吗啡

C. 阿司匹林 　　　　 D. 布洛芬

E. 盐酸羟考酮

A₃/A₄ 型题

（17～18 题共用题干）

患者男性，25 岁，胸部外伤、肋骨骨折，入院 3 天后自觉气促、胸闷，即刻复查 X 线证实胸腔大量积液。

17. 现采取最适合的治疗方法是（　　）

A. 输血、输液 　　　　 B. 胸腔穿刺抽血

C. 胸腔闭式引流 　　　　 D. 开胸清除液体

E. 吸氧

18. 检查胸腔闭式引流是否通畅，最简单的方法是（　　）

A. 引流管有无受压

B. 引流管是否过长

C. 挤压胸腔引流管

D. 水封瓶内长玻璃管的水柱有无波动

E. 更换体位

（师　思　石月亭）

第6章

重症患者的营养支持

 案例 6-1

患者女性，68 岁。因尿黄 1 月余，全身皮肤黄染、食欲减退 10 天入院。初步诊断：壶腹部癌并梗阻性黄疸。行胰头十二指肠切除＋胆囊切除＋胆肠吻合术，术后留置深静脉导管及液囊空肠导管，给予营养支持、保肝、抗感染等治疗。

问题：1. 患者术后早期如何进行营养支持？

2. 给予患者肠内营养要注意什么？

营养支持（nutritional support，NS）是指在饮食摄入不足或不能的情况下，通过肠内或肠外途径补充或提供维持人体必需的营养素。重症患者病情严重，其机体会因严重创伤、感染或大手术的应激反应处于高分解代谢状态，存在较高营养风险，需要及时进行干预。早期给予营养支持治疗可减少院内感染、减少并发症及降低病死率。

重症患者的营养筛查与评估内容如下。

1. 营养状况的评估　包括人体测量、实验室检查等方式对营养状况的评估。

2. 营养风险筛查　营养风险（nutritional risk）是指因营养有关因素对患者临床结局（包括感染相关并发症、住院日等）产生不利影响的风险。所有 ICU 住院患者，尤其是住院时间超过 48 小时者均应视为存在营养不良风险，应进行营养风险筛查。即使入院时经筛查无营养风险的患者，住院达 1 周后也应再次筛查。有营养风险患者为制订营养干预计划的指征。

3. 胃肠道功能的评估　包括胃黏膜屏障功能、胃排空功能、胃肠道消化吸收功能、胃肠道蠕动功能和胃肠道血流量。通过胃肠道功能评估，为正确选择肠内营养或肠外营养提供依据。

第 1 节　肠 内 营 养

肠内营养（enteral nutrition，EN）是经胃肠道途径，供给人体代谢所需营养素的一种营养支持方法，可口服或经喂养管给予。由于 EN 的营养物质是通过胃肠道吸收利用，所以它与肠外营养相比，具有安全、经济、简便等优点。凡有营养支持指征、胃肠道有功能并可以利用的患者首选肠内营养支持。

一、适应证和禁忌证

（一）适应证

1. 意识障碍　如脑外伤、脑血管疾病、脑肿瘤、脑炎等所致的昏迷患者。

2. 吞咽困难或失去咀嚼能力　如咽下困难、口咽部外伤及手术后、重症肌无力者等。

3. **上消化道梗阻或手术**　如食管炎症、化学性损伤等造成咀嚼困难或吞咽困难、食管狭窄梗阻，食管癌，幽门梗阻，吻合口水肿狭窄，胃瘫等。

4. **高代谢状态**　如严重创伤、大面积烧伤、严重感染等所致机体高代谢、负氮平衡者。

5. **消化管瘘**　通常适用于低流量瘘或瘘的后期，如食管瘘、胃瘘、肠瘘、胆瘘、胰瘘等。对低位小肠瘘、结肠瘘及空肠喂养的胃十二指肠瘘效果最好。

6. **炎性肠管疾病**　如溃疡性结肠炎、克罗恩病等。

7. **短肠综合征**　短肠综合征肠代偿阶段。

8. **胰腺疾病**　急性胰腺炎肠功能恢复后。

9. **器官功能不全**　如肝、肾、肺功能不全或多脏器功能衰竭者。

10. **某些特殊疾病**　急性放射病和各种脏器或组织移植者，包括肾移植、肝移植、小肠移植、心脏移植、骨髓移植等。

（二）禁忌证

1. 完全性机械性肠梗阻、胃肠出血、严重腹腔感染。

2. 严重应激状态早期、休克状态、持续麻痹性肠梗阻。

3. 短肠综合征早期。

4. 高流量空肠瘘。

5. 持续严重呕吐，顽固性腹泻，严重的小肠炎、结肠炎。

6. 胃肠功能障碍，或某些要求胃肠休息的情况。

7. 急性胰腺炎初期。

8. 3 个月以内婴儿、严重糖类或氨基酸代谢异常者，不宜使用要素膳的情况。

二、输入途径

1. **经鼻胃管**　常用于胃肠功能正常，非昏迷以及经短时间管饲即可过渡到口服饮食的患者，是临床最常用的肠内营养途径。其优点是操作简单、易行。缺点是可发生反流、误吸、鼻窦炎，并增加上呼吸道感染的风险。

2. **经鼻空肠管**　优点在于导管通过幽门进入十二指肠或空肠，使反流与误吸的风险降低，患者对肠内营养的耐受性可增加。但要求在喂养的开始阶段，营养液的渗透压不宜过高。

3. **经皮内镜下胃造瘘**　是指在纤维胃镜引导下行经皮造瘘，将喂养管置入胃腔。其优点是减少了鼻咽与上呼吸道感染的风险，可长期留置。适用于昏迷、食管梗阻等长时间不能进食，且胃排空良好的重症患者。

4. **经皮内镜下空肠造瘘**　是在内镜引导下行经皮空肠造瘘，将喂养管置入空肠上端。其优点是除可减少鼻咽与上呼吸道感染风险外，还可减少反流与误吸的风险。在喂养的同时可行胃十二指肠减压，并可长期留置喂养管。适合于有误吸风险及需要胃十二指肠减压的重症患者。

三、护理措施

1. **肠内营养液的配制**

（1）现配现用，配制过程中应避免污染。

（2）配制的肠内营养制剂常温保存不宜超过 4 小时。暂时不用的应置于 4℃冰箱冷藏，24 小时内用完。

（3）肠内营养制剂应与其他药物分开存放。

2. 肠内营养的输注方式

（1）胃肠营养泵输注：适用于十二指肠或空肠近端喂养的患者，是一种理想的肠内营养输注方式。起初输注速度不宜快，浓度不宜高，速度可由每小时 40～60ml 开始，逐渐增加至 100～150ml，浓度也逐渐增加，让肠道有一个适应的过程。输入体内的营养液的温度应保持在 37～38℃为宜，可在输注管加温，过凉易引起胃肠道并发症。

（2）一次性注入：将营养液用注射器缓慢注入喂养管内，每次不超过 200ml。该方法操作方便，但易引起患者出现恶心、呕吐、腹胀，反流与误吸，临床则一般仅用于经鼻胃管或经皮胃造瘘的患者。

（3）间歇重力滴注：将营养液置于输液瓶或袋中，经专用输注管路与喂养管连接，借助重力将营养液缓慢滴入胃肠道内。

3. 喂养管的护理

（1）喂食开始前，必须确定喂养管的位置。检查方法：① X 线显影技术是判断肠内营养管位置的金标准。②从喂养管中抽取液体，测定 pH。如为碱性，则说明喂养管在十二指肠内；如为酸性，则说明喂养管在胃内。③用注射器向喂养管中注入气体，在腹部听诊。

（2）体位：肠内营养时应将床头抬高 30°～45°，防止反流、误吸。

（3）妥善固定，防止脱出：留置喂养管后妥善固定并粘贴导管标识，准确记录喂养管的名称、留置日期、时间及长度。指导患者在活动过程中勿牵拉喂养管；肠内喂养结束，喂养管末端用纱布包好夹紧，固定于患者床旁。

（4）保持通畅，正确喂养：喂养前、后和喂养过程中每 4～6 小时用温开水冲洗管路 1 次。药物成分研磨成粉末状溶水后注入，防止堵塞，每次冲洗的液量至少 20ml。喂养时遵循循序渐进的原则，浓度从低到高，量从少到多，速度从慢到快。对于具有误吸高危风险或不能耐受经胃喂养的重症患者，应减慢输注速度。

（5）密切观察：每天检查鼻、口腔、咽喉部有无不适及疼痛，防止喂养管位置不当或长期置管引起黏膜损伤的并发症。

4. 胃肠道状况的监护

（1）监测胃内残留量：对于有误吸高风险的患者，输注过程中可定期监测胃内残留量。如果胃残留量＜ 500ml 且没有其他不耐受情况出现，应避免停用肠内营养。单次胃残留量较多应给予胃动力药物并重新评价，但不要长时间停止肠内营养。

（2）胃肠道耐受性的监测：胃肠道不耐受可表现为腹痛、腹泻、腹胀，应降低输入速度或营养液浓度，保持一定的温度并防止营养液的污染，可使患者逐渐适应。每天监测肠内营养的耐受性，是否出现恶心、呕吐、腹泻、便秘等，观察患者的肠鸣音，排便次数、排便量及性状。

5. 代谢状况的监护　准确记录 24 小时出入量，遵医嘱测定尿糖、酮体、血糖、尿素、肌酐、血清胆红素、谷丙转氨酶、钠和钾等指标。评估患者是否出现水、糖、电解质、微量元素、肝功能等代谢异常及维生素缺乏等并发症。

6.营养状况的监护　定期进行营养评价，测定蛋白、氮平衡等确定肠内营养治疗效果，及时调整营养素补充量。

考点　肠内营养的护理措施

第 2 节　肠外营养

肠外营养（parenteral nutrition，PN）系指通过静脉途径提供人体所需的营养素。当患者被禁食，所需营养素均经静脉途径提供时称为全肠外营养（total parenteral nutrition，TPN）。有营养支持指征，但不能从胃肠道摄入或摄入不足的患者，应考虑肠外营养。

一、适应证和禁忌证

（一）适应证

1.多器官功能衰竭，不能经胃肠道摄取营养者。

2.重症多发伤、烧伤、严重感染或大手术后，口服或管饲不能接受或不能补充所需者。

3.腹腔炎症，如重症弥漫性腹膜炎、坏死性胰腺炎、胃肠道穿孔、绞窄性肠梗阻等。

4.大部分小肠切除术后出现短肠综合征，以及复杂的肠外瘘不能接受管饲营养者。

5.抗肿瘤治疗期间剧烈呕吐者。

（二）禁忌证

1.严重水、电解质与酸碱平衡失调。

2.凝血功能紊乱。

3.重度肝肾衰竭。

4.休克。

二、输入途径

1.经周围静脉　适用于短期（＜2周）、部分补充营养或中心静脉置管和护理有困难时。

2.经中心静脉　适用于长期、全量补充营养时。

三、肠外营养液的配制

肠外营养液（图 6-1）主要含葡萄糖、氨基酸、脂肪、维生素、电解质、微量元素和水。部分医院设有静脉药物集中配制机构统一配制；无条件的医院由护士将各营养液制剂按要求在无菌条件下（可使用生物安全柜）混合装入无菌输液袋内，整个过程应不断晃动容器，一次完成，以保证混合均匀。配制的方法为：①磷酸盐加入葡萄糖溶液中。②电解

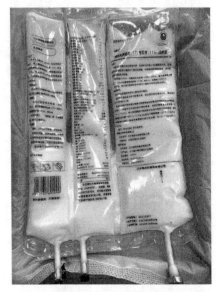

图 6-1　肠外营养液

质和微量元素加入氨基酸液中。③脂溶性维生素溶解水溶性维生素后加入脂肪乳剂中。④将以上混合液注入 3L 无菌输液袋内。⑤最后加入脂肪乳剂混合液，摇匀。⑥标记配制相关信息。

四、护理措施

1. 合理选择静脉导管，外周静脉通路适用于输注渗透压≤ 900mOsm/L 的溶液，外周静脉导管使用 72～96 小时应更换 1 次，以预防静脉炎的发生。长期输注患者选择中心静脉导管。

2. 妥善固定，注意观察置管深度，防止移位、外渗。观察穿刺点有无局部感染症状，如红肿、硬结、脓性分泌物。怀疑导管感染时应遵医嘱留取血培养及拔除导管留取尖端培养。

3. 中心静脉导管穿刺点　局部消毒后，更换无菌贴膜，操作中严格遵循正确手卫生原则，戴口罩、手套，严格执行无菌技术操作，最大无菌屏障预防。

4. 营养液现用现配，严格执行无菌操作，配制好的营养液 24 小时内可用，备用时存于 4℃冰箱，使用前需室温下复温 0.5～1 小时。最好用输液泵输注营养液，合理安排输入速度，保障营养液于 24 小时内输注完毕。

5. 输注结束时应用生理盐水或肝素稀释液脉冲式正压封管，保持血管通路的通畅。

6. 准确记录患者 24 小时出入液量，遵医嘱动态监测血糖、电解质，肝、肾功能，评估营养状况，若发现异常应及时汇报医师处理。

考点 肠外营养的护理措施

自 测 题

A₁/A₂ 型题

1. 肠内营养液输注时的温度应为（　　　）

A. 12℃ 　　　　　　　B. 22～24℃

C. 4℃ 　　　　　　　D. 37～38℃

E. 45～50℃

2. 营养支持患者的营养液配制后输注完毕的时限要求是（　　　）

A. 2 小时 　　　　　　B. 4 小时

C. 8 小时 　　　　　　D. 12 小时

E. 24 小时

3. 下列不属于肠内营养指征的是（　　　）

A. 脑血管疾病

B. 重症肌无力

C. 大面积烧伤

D. 完全性机械性肠梗阻

E. 食管癌

4. 肠外营养时，为预防静脉炎的发生，外周静脉导管更换周期是（　　　）

A. 24 小时 　　　　　　B. 48 小时

C. 72 小时 　　　　　　D. 1 周

E. 1 个月

5. 下列不属于肠外营养禁忌证的是（　　　）

A. 严重水、电解质与酸碱平衡失调

B. 凝血功能紊乱

C. 重度肝肾衰竭

D. 休克

E. 腹腔炎症

（石月亭）

第 7 章

重症患者的系统功能监护

重症患者的系统功能监护是指应用先进的医疗设备（图7-1）及丰富的临床经验，针对重症患者呼吸、循环、神经等系统进行动态监测，及时了解病情，采取相应的护理措施，为抢救及治疗提供最佳时机，有效地防止意外事件的发生。

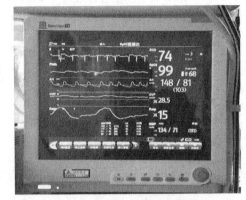

图 7-1　多功能监护仪

第 1 节　呼吸系统的监护

案例 7-1

患者男性，54 岁。既往有高血压、肺源性心脏病病史。2 天前受凉后寒战、高热，未及时就诊，今晨起因胸痛、咳嗽、呼吸困难急诊入院。查体：体温 39.6℃，心率 132 次 / 分，呼吸 30 次 / 分，血压 134/80mmHg，血氧饱和度 88%。初步诊断：肺源性心脏病。

问题： 依据患者目前情况应从哪些方面对该患者进行评估？

呼吸功能监护是重症医学科对危重症患者进行病情观察的重要内容之一，通过对呼吸频率、呼吸幅度、脉搏血氧饱和度等方面的监护，动态了解重症患者病情变化，为临床决策提供重要依据。

一、评　估

1. **呼吸频率**　正常成人 12～20 次 / 分，小儿随年龄减小而增快。若成人呼吸频率＜ 6 次 / 分或＞ 35 次 / 分，提示存在呼吸功能障碍。

2. **呼吸幅度**　观察患者胸部起伏，是否存在呼吸增强或减弱。胸式呼吸增强常由腹部疾病或疼痛限制膈肌运动引起；胸式呼吸减弱或消失可见于两侧胸部均有损伤或病变，亦可见于高位截瘫或使用肌松剂的患者；胸式呼吸不对称常提示一侧胸腔积液、气胸、血胸或肺不张等；胸式呼吸与腹式呼吸不能同步常提示有肋间肌麻痹。

3. **呼吸节律**　正常呼吸节律自然而均匀，观察呼吸节律的变化，可及时发现异常的呼吸类型，推断病变部位。

4. 呼吸道分泌物 观察咳嗽、咳痰等情况，包括痰液的颜色、性状、量、气味、黏稠度以及有无肉眼可见的异物等。

5. 症状、体征 观察有无缺氧、发绀、三凹征等表现，以及听诊肺部有无异常呼吸音。

二、监 测

（一）脉搏血氧饱和度监测

脉搏血氧饱和度监测为一种无创、连续监测动脉血氧饱和度的技术，是用来评估患者呼吸及氧合状态的重要指标。因操作简单方便、无创，现普遍用于重症医学科。

1. 正常值 脉搏血氧饱和度监测值为 95% ～ 100%。

2. 监测意义 脉搏血氧饱和度监测值＜ 90% 时常提示有低氧血症。但一氧化碳中毒时由于碳氧血红蛋白与氧合血红蛋白的吸收光谱非常近似，正常的脉搏血氧饱和度监测结果可能会掩盖严重的低氧血症，因此，一氧化碳中毒时不能以脉搏血氧饱和度监测结果来判断是否存在低氧血症。

考点 脉搏血氧饱和度正常值及临床意义

（二）动脉血气分析

在为危重症患者诊断和治疗过程中，仅凭临床观察不足以对患者呼吸功能进行全面、准确地判断和分析，而动脉血气分析有助于及时发现、干预和处理患者出现的呼吸功能相关问题，还可为机械通气的患者提供调节呼吸机的参数评价。

1. 动脉血氧分压（PaO_2） 指物理溶解于动脉血液中的氧产生的张力。

（1）正常值：80 ～ 100mmHg。

（2）监测意义：动脉血氧分压＜ 80mmHg 称为低氧血症，＜ 60mmHg 为呼吸衰竭的诊断依据，＜ 40mmHg 提示细胞代谢缺氧，严重威胁生命。

2. 动脉血二氧化碳分压（$PaCO_2$） 指物理溶解于动脉血液中的二氧化碳产生的张力。

（1）正常值：35 ～ 45mmHg。

（2）监测意义：$PaCO_2$ 正常表示肺泡通气正常，$PaCO_2$ 降低表示通气过度，出现呼吸性碱中毒。$PaCO_2$ 升高表示通气不足，出现呼吸性酸中毒。≥ 50mmHg 是诊断 Ⅱ 型呼吸衰竭的实验室依据。

3. 酸碱值（pH） 反映血液酸碱状态的程度。

（1）正常值：7.35 ～ 7.45，平均为 7.40。

（2）监测意义：pH ＜ 7.35 酸中毒，pH ＞ 7.45 碱中毒。

4. 动脉血氧含量（CaO_2） 指 100ml 动脉血中所含 O_2 的毫升数，除了溶解于动脉血中的氧量以外，还包括与血红蛋白结合的氧量。

（1）正常值：16 ～ 20ml/dl。

（2）监测意义：CaO_2 与氧分压之间存在一定的关系，但是当血氧分压超过 100mmHg 时，随氧分压的增高血红蛋白的携氧量将不再继续增加，而呈平行的比例关系。

5. 动脉血氧饱和度（SaO_2） 指动脉血中血红蛋白与氧结合的程度，通常用氧合血红蛋白占总血红蛋白的百分比表示。

（1）正常值：95% ～ 100%。

（2）监测意义：血氧饱和度与血红蛋白的多少没有关系，而与血红蛋白和氧的结合能力有关。氧与血红蛋白的结合与氧分压有关，受温度、二氧化碳分压、H^+ 浓度等影响，也与血红蛋白的功能状态有关，如碳氧血红蛋白、变性血红蛋白就不再具有携氧能力。

6. 碳酸氢根（HCO_3^-）　分为标准碳酸氢根（SB）和实际碳酸氢根（AB）两类。SB 是血浆温度在 37℃，SaO_2 100% 的条件下，经用 $PaCO_2$ 为 40mmHg 的气体平衡后所测得的 HCO_3^- 浓度；AB 是指经气体平衡处理的人体血浆中 HCO_3^- 的真实浓度（血气分析报告中 HCO_3^- 的值即指 AB）。

（1）正常值：标准碳酸氢根 22 ～ 27mmol/L，实际碳酸氢根 22 ～ 27mmol/L。

（2）监测意义：两者都升高且 AB ＞ SB 时，提示代谢性碱中毒或呼吸性酸中毒代偿；当两者均降低，且 AB ＜ SB 时，提示代谢性酸中毒或呼吸性碱中毒代偿。

7. 碱剩余（BE）　指在标准条件下（血浆温度在 37℃、$PaCO_2$ 为 40mmHg、SaO_2 100%），将 1L 全血用 pH 滴定至 7.40 时所需的酸或碱的量。

（1）正常值：3mmol/L（全血）。

（2）监测意义：当 BE ＜ −3.0mmol/L 提示代谢性酸中毒，BE ＞ 3.0mmol/L 提示代谢性碱中毒。

8. 缓冲碱（BB）　是血液中所有碱的总和，是判断代谢性碱中毒的指标。

（1）正常值：50mmol/L。

（2）监测意义：碱中毒时其值增高，酸中毒时降低。

考点　动脉血气分析监测意义

（三）呼气末二氧化碳监测

呼气末二氧化碳（end-tidal carbon dioxide，$ETCO_2$）监测包括呼气末二氧化碳分压（partial pressure of end-tidal carbon dioxide，$PetCO_2$）、呼气末二氧化碳浓度（fractional concentration of end-tidal carbon dioxide，$FetCO_2$）、呼出气体二氧化碳波形及其趋势图监测，可反映肺通气功能状态和计算二氧化碳的产生量。另外，也可反映循环功能、肺血流情况等。$PetCO_2$ 监测属于无创监测，现已成为临床常用的监测方法，广泛应用于手术室、ICU 和急诊科，可用来监测气管插管的位置是否正确、自主呼吸是否恢复、机械通气时参数设置是否合理及心肺复苏是否有效等。

1. 正常值　$PetCO_2$ 35 ～ 45mmHg。

2. 监测意义

（1）判断通气功能：$PetCO_2$ 在无明显心肺疾病的患者，$PetCO_2$ 变化常与 $PaCO_2$ 一致，因此，可以根据 $PaCO_2$ 的监测结果来判断患者的通气功能状况，并可据此调节通气量，避免通气过度或通气不足。

（2）反映循环功能：在低血容量、低血压、休克及心力衰竭时，随着肺血流量减少，$PetCO_2$ 也降低；呼吸心搏骤停时，$PetCO_2$ 迅速降为零，复苏后逐步回升；肺栓塞时，$PetCO_2$

突然降低。

（3）判断人工气道的位置与通畅情况：通过 PetCO$_2$ 监测可以协助判断气管插管是否在气管内及判断食管 - 气管联合导气管（esophageal-tracheal combitube，ETC）的正确位置。气管插管移位误入食管时，PetCO$_2$ 会突然降低接近于零；ETC 双腔导管中随呼吸 PetCO$_2$ 有明显变化的应为气管腔开口。另外，通过 PetCO$_2$ 监测可了解气管与气管内导管的通畅情况，当发生部分阻塞时，PetCO$_2$ 与气道压力均升高，压力波形高尖，平台降低。气管和导管完全阻塞时，PetCO$_2$ 为零。

第 2 节　循环系统的监护

案例 7-2

　　患者女性，54 岁。因车祸被紧急送入急诊科。入院诊断为肝破裂、脑挫裂伤，经紧急救治后行急诊手术，术后送入重症医学科进一步治疗。体温 35.6℃，心率 136 次 / 分，呼吸 28 次 / 分，血压 50/30mmHg。

问题： 对该患者进行系统监测时应重点关注哪些方面？

　　循环系统功能监测是重症医学科最常用的基本监护措施，主要反映心血管系统的功能状况，为临床危重症患者的病情观察、临床救治与护理工作提供重要依据。

一、评　　估

　　1. 生命体征　密切观察患者的体温、脉搏、心率、心律、呼吸、血压，大致判断循环功能状况。

　　2. 尿量　持续监测尿量是反映血容量、心输出量和组织血流灌注的可靠指标。血容量不足或休克时心脏射血量减少、周围组织灌注不足，尿量减少或无尿。

　　3. 微循环评估　观察患者口唇、甲床有无发绀、苍白，四肢末梢凉，皮肤湿冷等现象，若有则表明循环差，应及时处理。

二、监　　测

（一）血流动力学监测

　　1. 动脉血压　是指血液在血管内流动时对血管壁的侧压力。其测量操作简便、易行，数值客观、准确，是危重患者循环功能监测的重要指标。

　　（1）正常值：收缩压 90～140mmHg，舒张压 60～90mmHg，平均动脉压 70～105mmHg。

　　（2）监测意义：在未服用影响血压药物的情况下，收缩压 ≥ 140mmHg 或舒张压 ≥ 90mmHg 为血压升高；收缩压 < 90mmHg 或舒张压 < 60mmHg 为血压降低。

　　2. 中心静脉压（central venous pressure，CVP）　是指胸腔内上、下腔静脉的压力，它可以反映整个机体静脉血的回流情况，监测中心静脉压可以协助评估患者的血流动力学状态，为重症患者的治疗、护理等提供参考依据。常用于各种严重创伤、休克、急性循环衰竭及心血管术后等危重患者的监测。

（1）正常值：5 ～ 12cmH₂O（0.49 ～ 1.18kPa）。

（2）监测意义：CVP 降低提示右心房充盈不良或血容量不足；CVP 升高提示右心功能不良或血容量超负荷。

考点 中心静脉压的正常值、监测意义

3. 肺动脉压（pulmonary artery pressure，PAP） 肺动脉压监测是能够提供较多生理参数的循环系统监测方法。通过漂浮导管经外周静脉插入心脏右心系统和肺动脉，可对患者进行心脏、肺血管压力及心输出量等参数测定，这种监测方法有一定的创伤性和危险性，因此仅应用于重症患者。

（1）正常值：收缩压 20 ～ 30mmHg，舒张压 4 ～ 12mmHg，平均动脉压 10 ～ 20mmHg。

（2）监测意义：收缩压 ＞ 30mmHg 为轻度肺动脉高压，收缩压 ＞ 60mmHg 为中度肺动脉高压，收缩压 ＞ 90mmHg 为重度肺动脉高压。肺动脉压急剧升高常见于肺栓塞、肺不张、低氧血症；慢性升高常见于肺血管疾病、先天性房室间隔缺损及原发性肺动脉高压等；肺动脉压降低常见于低血容量性休克。

4. 肺毛细血管楔压（pulmonary capillary wedge pressure，PCWP）

（1）正常值：8 ～ 12mmHg。

（2）监测意义：PCWP 降低提示体循环血容量不足，PCWP 略升高提示肺淤血的可能，PCWP ＞ 30mmHg 可诊断为肺水肿（心源性）。

考点 肺动脉压的正常值、监测意义

（二）实验室检查

1. 肌酸激酶（CK） 是细胞能量代谢的关键酶，正常情况下极少透出细胞膜。

（1）正常值：CK 总酶 男性 38 ～ 174U/L，女性 26 ～ 140U/L。

（2）监测意义：血清 CK 总酶升高见于急性心肌梗死、心肌炎和心肌病、急性脑外伤、脑恶性肿瘤者等。还可判断急性心肌梗死溶栓治疗后的效果。

2. 乳酸脱氢酶（LDH） 是一种机体广泛存在的催化乳酸和丙酮酸相互转化的酶，存在于所有组织细胞的胞质内。

（1）正常值：100 ～ 240U/L。

（2）监测意义：主要用于急性心肌梗死的辅助诊断。

3. 心肌蛋白

（1）肌钙蛋白 T 和肌钙蛋白 I：心肌中的肌钙蛋白称为心肌肌钙蛋白（cTn），包括心肌肌钙蛋白 C（cTnC）、心肌肌钙蛋白 I（cTnI）和心肌肌钙蛋白 T（cTnT），它们对心肌的收缩起重要作用。

1）正常值：cTnT ＜ 0.08ng/L；cTnI ＜（0.03 ～ 0.3）ng/L（数值因方法不同而异）。

2）监测意义：急性心肌梗死时肌钙蛋白 T 和肌钙蛋白 I 明显升高，在急性心肌梗

死发病后 3～8 小时开始升高，且具有较宽的诊断窗：cTnT 为 5～14 天，cTnI 为 4～10 天；不稳定型心绞痛患者血清 cTnI 和 cTnT 也可升高，提示小范围心肌梗死的可能；用于溶栓疗效的判断，溶栓治疗后 90 分钟 cTn 明显升高，提示再灌注成功；其他微小心肌损伤，如钝性心肌外伤、心肌挫伤、严重脓毒血症和脓毒血症等导致的左心衰竭时 cTn 也可升高。

（2）肌红蛋白：是肌肉中运载氧的蛋白质。

1）正常值：10～80ng/L（不同测定方法的参考范围有差异）。

2）监测意义：由于肌红蛋白的分子量小，可以很快从受损的细胞中释放出来，在急性心肌梗死发病后 1～3 小时血中浓度迅速上升，4～12 小时达峰值，18～30 小时可完全恢复到正常水平。若胸痛发作后 6～12 小时不升高，有助于排除急性心肌梗死的诊断，所以肌红蛋白是早期诊断急性心肌梗死的标志物。

第 3 节　泌尿系统的监护

案例 7-3

患者男性，39 岁。不慎从高处坠落，自觉腰部疼痛，急诊入院。查体：心率 110 次 / 分，呼吸 25 次 / 分，血压 80/50mmHg，面色苍白、尿常规 RBC（+++），超声检查显示右肾轮廓不清，中度积液。

问题：对该患者监护时应重点关注哪些方面？

危重患者排尿情况及尿液化验指标监测是评价肾功能性或器质性病变的重要手段，对日后的治疗和转归均有影响，因测量方法简便、无创，在临床中应用广泛。

一、评　估

1. 生命体征　常规监测患者生命体征的变化，如尿路感染会导致体温升高；多种急、慢性肾脏疾病，均可表现为血压升高；心率增快、血压下降、脉压减少，常在液体不足的早期就有出现，若能及时发现，可避免低血容量对肾脏的损害，以及急性肾衰竭的发生。

2. 尿量　尿量变化是反映肾功能改变最直接的指标，正常人每日尿量为 1000～2000ml。24 小时尿量＜400ml 为少尿，提示有一定程度的肾功能损害；＜100ml 为无尿，是肾衰竭的基础诊断依据。因危重患者病情变化快，临床上除了记录 24 小时尿量外还记录每小时尿量，正常成人每小时尿量＞0.5ml/kg，当每小时尿量＜17ml 即为少尿。

3. 出入量　出入量是泌尿系统危重症患者监测的重要内容，能够比较准确地评价患者的液体得失情况。

4. 体重　对于重症医学科的泌尿系统疾病患者，体重是每天必须监测的重要体征。正常情况下体重增加或下降不应超过 0.5～1.0kg/d，如果超过 1.0kg/d，有可能存在液体或营养的问题。透析患者可通过计算体重的变化评价透析的效果。

二、监　　测

（一）尿常规

1. 颜色　正常尿液呈淡黄色、性状透明。在病理情况下，尿液可呈不同颜色：①红色，以血尿为主，常见于泌尿生殖系统疾病、出血性疾病等。②深黄色，最常见的是含有大量结合胆红素的胆红素尿。③白色，常见于乳糜尿和脂肪尿、脓尿和菌尿、结晶尿。④黑褐色，主要见于重症血尿、变性血红蛋白尿等。⑤蓝色，主要见于蓝尿布综合征或某些药物的影响等。⑥淡绿色，主要见于铜绿假单胞菌感染或服用某些药物后。

2. 尿比重　正常人 24 小时尿比重为 1.015 ～ 1.025。尿比重高见于各种原因引起的肾灌注不足、急性肾小球肾炎等；尿比重低提示尿浓缩功能障碍，比如尿崩症、肾衰竭等。固定在 1.010 左右的低比重尿称为固定低比重尿，表示肾小管浓缩功能严重损害。

3. 气味　烂苹果味见于糖尿病酮症酸中毒；粪臭味见于膀胱直肠瘘。

4. 酸碱度　正常尿液呈弱酸性，pH 约为 6.5，尿酸度增高见于高蛋白饮食、酸中毒、发热、服用氯化铵等药物；尿碱度增高见于碱中毒、膀胱炎、久置或服用碳酸氢钠等药物。

5. 尿蛋白质定性检查　正常为阴性反应，阳性反应称蛋白尿。

6. 尿糖定性检查　正常为阴性反应，阳性反应称为糖尿。

（二）肾功能

1. 血肌酐（Scr）　肌酐是体内肌肉组织中肌酸的代谢产物，由肾小球滤过而排出体外。

（1）正常值：男性 53 ～ 106μmol/L，女性略低。

（2）监测意义：血肌酐浓度升高常见于肾小球滤过功能下降，早期的肾损害肌酐变化不明显。若短时间内急剧升高，连续每天升高 44.2μmol/L 以上，提示急性肾衰竭。

2. 血尿素氮（BUN）　是体内蛋白质的代谢产物，正常情况经肾小球滤过而随尿液排出体外。

（1）正常值：3.2 ～ 7.1mmol/L。

（2）监测意义：正常情况下，肾小球滤过功能与血尿素氮增高成正比。通过血尿素氮的监测有助于诊断肾功能不全，同时对尿毒症的诊断更有价值。肾前性和肾后性因素引起尿量减少或尿闭时可使血尿素氮增高，体内蛋白质分解过多时也可引起血尿素氮增高。

3. 血肌酐清除率（Ccr）　是反映肾小球滤过功能的重要指标。

（1）正常值：80 ～ 120ml/min。

（2）监测意义：Ccr 51 ～ 70ml/min 为轻度肾功能损害；Ccr 31 ～ 50ml/min 为中度肾功能损害；Ccr < 30ml/min 为重度肾功能损害。

考点 尿液的监测、肾功能监测

（三）钠

1. 正常值　135 ～ 145mmol/L。

2. 监测意义　血清钠＜135mmol/L 为低钠血症，常见于长期低盐饮食、幽门梗阻、呕吐、肾小管病变、慢性肾衰竭、糖尿病酮症酸中毒、大面积烧伤等；血钠＞145mmol/L 为高钠血症，常见于进食过量钠盐或注射高渗盐水且伴有肾功能障碍、渗透性利尿或肾小管浓缩功能不全、出汗过多、甲状腺功能亢进、库欣病、原发性醛固酮增多症、脑外伤、脑血管意外、垂体肿瘤等。

（四）钾

1. 正常值　正常人血钾浓度为 3.5 ～ 5.5mmol/L。

2. 监测意义　血清钾＞5.5mmol/L 时为高钾血症，常见于酸中毒所致的钾离子向细胞外转移、肾排泄功能受损、大面积烧伤、溶血性贫血、创伤等。此外，静脉补钾过快、大量输血也能导致患者出现高钾血症。血清钾＜3.5mmol/L 为低钾血症，常见于钾摄入不足、钾排出过多。

 考点　血钾正常值及监测意义

第 4 节　消化系统的监护

案例 7-4

患者男性，63 岁。因右上腹疼痛 1 月余入院，主诉发病以来疼痛日益加重，夜间明显，食欲下降且出现乏力，既往有乙肝病史。查体：体温 36.5℃，心率 76 次 / 分，呼吸 18 次 / 分，血压 134/84mmHg，皮肤轻度黄染，腹软，未触及肝脏，腹部叩诊鼓音，移动性浊音阴性，肠鸣音 3 ～ 5 次 / 分。实验室检查：甲胎蛋白 600μg/L，CT 提示：肝硬化、脾大、肝癌。

问题： 应主要从哪些方面对该患者进行系统功能监护？

消化系统是人体获得能源以维持生命的一个重要系统，肝脏与胃肠功能障碍时会引发机体环境与全身功能状态的改变。因此，危重患者消化系统功能监测不容忽视，主要包括肝功能监测与胃肠功能监护。

一、评　　估

1. 监测患者有无恶心、呕吐、呕血等情况，注意观察呕吐物的颜色、性状、量及气味。

2. 通过对排便次数、粪便性状、颜色的观察，直观了解胃肠道情况，是消化道功能监测的常用指标。

3. 黄疸　观察患者皮肤、巩膜是否存在黄染，黄染越重提示病情越严重。

4. 意识状态　肝性脑病患者会有精神症状及意识障碍的表现。

5. 肠鸣音　正常 4 ～ 5 次 / 分，时强时弱，餐后明显，休息减弱。＞10 次 / 分，音调正常，称为活跃，见于急性胃肠炎、胃肠道出血；＞10 次 / 分，响亮、高亢、金属音称为亢进；数分钟一次称为减弱，见于便秘、胃肠功能低下；连续 3 ～ 5 分未听到，轻弹腹部仍无者，称为消失，见于肠麻痹、急性腹膜炎。

二、监　　测

（一）肝功能

肝是人体主要的代谢器官，肝出现功能障碍会引发机体功能状态改变，因此肝功能监护是重症监护的基本内容之一。

1. 血清酶

（1）正常值：常用的血清酶监测指标有丙氨酸氨基转移酶和天门冬氨酸氨基转移酶，丙氨酸氨基转移酶（ALT）为 5～40U/L，天门冬氨酸氨基转移酶（AST）为 8～40U/L。

（2）监测意义：肝细胞受损时，一些酶进入血液中，血清酶活性随之升高。

2. 蛋白质代谢

（1）正常值：主要测定血清总蛋白、血清白蛋白和血清球蛋白。3 种正常值分别为60～80g/L、40～50g/L、20～30g/L。血清白蛋白 / 球蛋白的比值为（1.5～2.5）：1。

（2）监测意义：肝功能异常时血清白蛋白降低，白蛋白 / 球蛋白比例降低，甚至倒置，当白蛋白低于 25g/L 时肝硬化患者可出现腹水。

3. 血清胆红素

（1）正常值：血清胆红素测定主要测定血清中总胆红素（STB）、结合胆红素（CB）和非结合胆红素（UCB）的含量。STB 3.4～17.1μmol/L，CB 0～6.8μmol/L，UCB 1.7～10.2μmol/L。

（2）监测意义：黄疸与血清总胆红素水平直接相关。

4. 血氨　正常体内代谢产物，如体内蛋白质代谢等，正常肝脏可将血氨合成尿素经肾排出。

（1）正常值：正常值为 18～72μmol/L。

（2）监测意义：肝功能受损时血氨升高，可诱发肝性脑病。

5. 淀粉酶

（1）正常值：40～110U。

（2）监测意义：目前仍是用于诊断急性胰腺炎的基本项目，血清淀粉酶常于起病后 2～6小时开始上升，12～24 小时达高峰（通常大于 500U）。

6. 凝血功能　肝受损时导致凝血因子合成减少，出现凝血功能障碍。

考点　肝功能监测意义

（二）腹压

腹压即腹腔内压力，是评估危重患者腹腔内出血、肠道水肿及大量腹水等腹内脏器病理改变的重要指标。

1. 正常值　放松状态下腹压正常值约为零。

2. 监测意义　当腹腔内压力持续或反复病理性增高大于 12mmHg 即为腹压增高。

第 5 节　神经系统的监护

案例 7-5

　　患者男性，59 岁。因剧烈头痛、昏迷倒地入院，既往有高血压病史。查体：体温 37.5℃，心率 96 次 / 分，呼吸 30 次 / 分，血压 220/120mmHg，昏迷，急查 CT 提示蛛网膜下腔出血。收入重症医学科进一步治疗。

问题： 依据患者的状况应该进行哪些神经系统监测？

　　对于临床上颅脑损伤或颅脑疾病的危重患者，神经系统功能监测非常重要，早期发现异常改变，可及时有效地评估，把握时机，提高抢救成功率。

一、评　　估

1. **意识状态**　意识状态监测是神经系统功能监测中最常用、最简单、最直观的观察项目。简单有效的中枢神经系统功能评估方法是用格拉斯哥昏迷评分（Glasgow coma scale，GCS）（表 7-1）进行评估，但对眼肌麻痹、眼睑肿胀患者则无法评价其睁眼反应；对气管插管和气管切开患者无法评价其语言反应；对四肢瘫痪患者无法评价其运动反应。满分为 15 分，分值越低，中枢神经功能越差。7 分以下指示预后不良，3 ~ 5 分者有潜在死亡风险。

表 7-1　格拉斯哥昏迷评分（GCS）

评估内容	评分	表现	评估内容	评分	表现
睁眼能力	4	自动睁眼	运动能力	6	能按指令发出动作
	3	呼之睁眼		5	对刺激能定位
	2	疼痛引起睁眼		4	对刺激能躲避
	1	不睁眼		3	刺痛肢体屈曲反应
语言能力	5	定向正常		2	刺痛肢体过伸反应
	4	应答错误		1	无动作
	3	言语错乱		—	—
	2	言语难辨			
	1	不言语			

2. **瞳孔**　正常瞳孔直径为 2.5 ~ 5.0mm。瞳孔直径＜ 2.0mm，常见于有机磷农药、吗啡、氯丙嗪等药物中毒；＜ 1mm 为针尖样瞳孔，常见于脑桥损伤、冬眠类药物中毒；＞ 5.0mm，常见于颅内压增高、颅脑损伤、颠茄类药物中毒等。危重患者的瞳孔突然散大，对光反射消失，提示病情急剧恶化或临终状态；一侧瞳孔散大常见于同侧的蛛网膜下腔出血、颅内血肿、脑疝早期压迫动眼神经；双侧瞳孔大小不一，见于脑疝、脑肿瘤、脑出血压迫一侧动眼神经等；瞳孔忽大忽小见于脑干损伤。

3. **神经反射**　主要包括生理性反射及病理性反射两部分。生理性反射减弱或消失及病理性反射出现均提示神经系统功能发生改变。通过检查神经反射协助判断疾病的性质、严重程度及预后。

4. 体位与肌张力　去大脑强直时四肢可呈现伸展体位，有时可呈角弓反张姿势。两侧大脑皮质受累时可见去皮质强直状态。肌张力的变化在一定程度上可反映出病情的转归，对于病情危重、配合困难的患者，常根据患者肌肉活动能力及对抗阻力的情况对四肢肌力进行评估。① 0 级：肌肉无收缩，完全瘫痪。② I 级：肌肉有轻微收缩，但不能够移动关节，接近完全瘫痪。③ II 级：肌肉收缩可带动关节水平方向运动，但不能够对抗地心引力（重度瘫痪）。④ III 级：能够对抗地心引力移动关节，但不能够对抗阻力（轻度瘫痪）。⑤ IV 级：能对抗地心引力运动肢体且对抗一定强度的阻力（接近正常）。⑥ V 级：能抵抗强大的阻力运动肢体（正常）。

5. 颅内压增高三主征　颅内压增高的三主征主要包括头痛、喷射性呕吐、视盘水肿，其中头痛是颅内压增高最常见的症状之一。

二、监　测

（一）颅内压

颅内压（intracranial pressure，ICP）是指颅内容物对颅腔壁产生的压力。颅内压监测有利于及早发现颅内压增高，避免继发性脑损伤，也有助于观察降低颅内压的治疗效果并评估预后。

1. 正常值　10 ～ 15mmHg。

2. 监测意义　ICP > 15mmHg 称为 ICP 增高；15 ～ 20mmHg 为 ICP 轻度升高；21 ～ 40mmHg 为 ICP 中度升高；> 40mmHg 为 ICP 重度升高。

考点　颅内压的监测意义

（二）脑电图

脑电图是临床上常用的脑功能监测手段，能够敏感地发现脑功能变化，为医疗决策提供依据。

1. 正常值　正常人的脑电图波形根据振幅和频率不同可分为 4 类：① α 波频率为 8 ～ 13Hz，振幅平均为 25 ～ 75μV，是成人安静闭眼时的主要脑电波，睁眼时 α 波减弱或消失。② β 波频率为 18 ～ 30Hz，振幅平均为 25μV，情绪紧张、激动和服用巴比妥类药时增加。③ θ 波频率为 4 ～ 7Hz，振幅为 20 ～ 50μV，见于浅睡眠时。④ δ 波频率低于 4Hz，振幅 < 75μV，见于麻醉和深睡眠状态。

2. 监测意义　脑电图对脑缺血、缺氧十分敏感，缺血缺氧早期，出现短暂的脑电图快波，当脑血流继续减少，脑电图波幅开始逐渐降低，频率逐渐减慢，最后呈等电位线。昏迷时脑电图一般常呈现 δ 波，若恢复到 θ 波或 α 波，表明病情有所改善；反之，若病情恶化，δ 波将逐渐转为平坦波形。

（三）脑电双频指数

脑电双频指数监测是应用非线性相位锁定原理对原始脑电图波形进行处理，并在功率谱分析的基础上加入了相关函数谱分析。包括原始脑电图信息，能排除脑电图信息的干扰因素，用来表示大脑皮质的清醒程度。

1. 正常值　用数字 0 ～ 100 反映患者的意识状态。

2. 监测意义　指导护士对镇静深度的判断。目前常用的脑电双频指数监测评分标准如下：81 ～ 100 分为清醒状态，61 ～ 80 分为轻中度镇静，41 ～ 60 分为中重度镇静，≤ 40 分为抑制。同时，脑电双频指数还可评估机械通气患者镇静程度。

第 6 节　凝血系统的监护

案例 7-6

　　患者女性，40 岁。因肝衰竭急诊入院。急查血常规：红细胞 1.5×10^{12}/L，血红蛋白 50g/L，白细胞 11×10^{9}/L，分类正常，血小板（PLT）45×10^{9}/L。凝血功能监测：活化部分凝血活酶时间（APTT）86 秒，凝血酶原时间（PT）26 秒，凝血酶时间（TT）22 秒，纤维蛋白原 0.98g/L。D- 二聚体试验（胶乳法）阳性（++）。

问题： 针对凝血功能障碍的患者需要评估哪些内容？

　　危重患者由于创伤、感染、组织器官功能受损等原因，导致不同程度的凝血系统功能异常，病势凶险、死亡率高，因此需要护士严密监测。此外，凝血功能监测对于临床用药、疗效评价等均有重要意义。

一、评　　估

1. 出血倾向　严密监测患者有无异常出血或出血不止，以及有无高凝状态。

2. 贫血　贫血是血液系统疾病常见症状之一，一般成年男性血红蛋白低于 120g/L、红细胞数低于 4×10^{12}/L、血细胞比容低于 40%；成年女性血红蛋白低于 110g/L、红细胞数低于 3.5×10^{12}/L、血细胞比容低于 35%，均可认定为贫血。

3. 出血部位　出血部位多见于皮肤黏膜，应监测皮肤黏膜出血点或瘀斑出现的部位、范围、数目和时间；也可见于关节腔、内脏（呕血、便血、血尿、阴道出血）、颅内出血等，出血量多且过急易导致严重缺血，可危及生命。

4. 疼痛　患者的高白细胞现象，可能导致患者出现关节疼痛等表现。

5. 感染　骨髓病变影响正常成熟白细胞的形成，使吞噬作用、免疫反应和抗体形成功能减退，患者可合并多部位感染。

二、监　　测

（一）凝血功能监测

1. 凝血酶原时间（PT）

（1）正常值：12 ～ 16 秒。

（2）监测意义：PT 延长主要见于先天性凝血因子 Ⅱ、Ⅴ、Ⅶ、Ⅹ 及纤维蛋白原缺乏；后天凝血因子缺乏见于维生素 K 缺乏、弥散性血管内凝血中后期、严重肝病、血液循环中抗凝物质增多等；PT 缩短主要见于血液高凝状态、血栓性疾病、弥散性血管内凝血早期、口服避孕药等。监测 PT 可用于指导临床口服抗凝血药物的应用。

2.活化部分凝血活酶时间（APTT）

（1）正常值：24 ～ 40 秒。

（2）监测意义：APTT 延长可见于血友病 A、血友病 B、肝脏疾病、口服抗凝剂、弥散性血管内凝血、轻型血友病；FXI、FXII缺乏症；血中抗凝物质（凝血因子抑制物、狼疮抗凝物质、华法林或肝素钠）增多；大量输注库存血等。APTT 缩短可见于高凝状态、血栓栓塞性疾病等。

3.凝血酶时间（TT）

（1）正常值：14 ～ 18 秒。

（2）监测意义：TT 延长提示血浆纤维蛋白原减低或结构异常，常见于肝素钠增多或类肝素钠抗凝物质存在、纤维蛋白降解产物增多（原发性纤溶等）、红斑狼疮、肝病、肾病、低或无纤维蛋白原血症、异常纤维蛋白原血症等疾病。TT 缩短无临床意义。

4.纤维蛋白原（Fib）

（1）正常值：2 ～ 4g/L。

（2）监测意义：Fib 增高见于：①血栓前状态和血栓性疾病时，机体凝血功能增强，血浆纤维蛋白原增多，如急性心肌梗死、糖尿病、妊娠高血压综合征、动脉粥样硬化、恶性肿瘤等。②蛋白合成增多，如结缔组织病、多发性骨髓瘤等。③反应性增多，如急性感染、急性肾炎、烧伤、休克、大手术后等。Fib 显著降低见于：消耗过多，导致血浆含量减少，如弥散性血管内凝血等；纤溶系统活性增强，如原发性纤溶亢进症等；合成减少，重症肝炎、肝硬化等。

5.国际标准化比值（INR）

（1）正常值：2.0 ～ 3.0 秒。

（2）监测意义：数值高说明凝血时间过长，凝血机制不良，即出血不易止住；数值低说明凝血过快，容易形成血栓。

6.血小板计数（PLT）

（1）正常值：（100 ～ 300）$\times 10^9$/L。

（2）监测意义：当血小板计数＞ 400×10^9/L 时即为血小板增多。原因如下：①原发性血小板增多，常见于骨髓增生性疾病，如慢性粒细胞白血病、真性红细胞增多症、原发性血小板增多症等；②反应性增多，见于急性感染、急性溶血、某些癌症患者，这种增多是轻度的。脾切除术后血小板会有明显升高，随后会缓慢下降到正常范围。血小板计数低于 100×10^9/L 称为血小板减少。原因如下：①血小板生成障碍，如再生障碍性贫血、急性白血病、急性放射病等骨髓造血功能障碍；②血小板破坏或消耗增多，如特发性血小板减少性紫癜、弥散性血管内凝血；③血小板分布异常，各种原因所致的脾大（如肝硬化）、血液被稀释（输入大量库存血或大量血浆）等。

考点 凝血功能监测的各指标正常值及临床意义

（二）弥散性血管内凝血监测

弥散性血管内凝血常有下列变化。①血小板进行性下降，$< 100 \times 10^9/L$，或有下列两项以上血小板活化分子标志物血浆水平增高：β 血小板球蛋白（β-TG）、血小板因子 -4（PF4）、血栓烷 B_2（TXB_2）、P 选择素。②血浆 Fib 含量 $< 1.5g/L$ 或 $> 4.0g/L$，或呈进行性下降。③3P 试验阳性，或血浆 FDP $> 20mg/L$，或血浆 D- 二聚体较正常增高 4 倍以上。④PT 延长或缩短 3 秒以上，APTT 自然延长或缩短 10 秒以上。⑤蛋白 C 活性下降。⑥血浆纤溶酶原抗原 $< 200mg/L$。⑦血浆内皮素 -1（ET-1）水平 $> 80pg/ml$ 或凝血酶调节蛋白较正常高 2倍以上。综合分析上述监测结果，辅以其他实验室检查（如凝血因子测定、外周血涂片破碎红细胞、纤维蛋白生成与转换测定等）有助于确诊弥散性血管内凝血。

自 测 题

A_1/A_2 型题

1. 呼吸系统功能监测最直接的指标是（　　）

　A. 呼吸频率

　B. 动脉血气分析

　C. 脉搏血氧饱和度

　D. 有无发绀

　E. 肺功能测定

2. 呼吸衰竭患者动脉血氧分压小于（　　）

　A. 30mmHg

　B. 40mmHg

　C. 50mmHg

　D. 55mmHg

　E. 60mmHg

3. 能对肾功能进行监测的是（　　）

　A. 血尿素氮　　　　B. 中心静脉压

　C. 3P 试验　　　　D. 凝血酶原时间

　E. 黄疸指数

4. 中心静脉压正常值是（　　）

　A. 2 ～ 5cmH₂O

　B. 3 ～ 6cmH₂O

　C. 4 ～ 5cmH₂O

　D. 5 ～ 12cmH₂O

　E. 12 ～ 16cmH₂O

5. 正常成人颅内压的范围是（　　）

　A. 4 ～ 8mmHg

　B. 6 ～ 10mmHg

　C. 8 ～ 12mmHg

　D. 10 ～ 15mmHg

　E. 15 ～ 20mmHg

6. 下列监测项目中属于有创监测的是（　　）

　A. 自动间断测压

　B. 中心静脉压监测

　C. 多普勒心排出量监测

　D. 自动连续测压

　E. 心电图监测

7. 高钾血症是指血清钾浓度大于（　　）

　A. 4.5mmol/L

　B. 5.5mmol/L

　C. 6.5mmol/L

　D. 7.5mmol/L

　E. 8.5mmol/L

（贾旭玲）

第 8 章

重症医学科常用监测技术

第 1 节　多功能监护仪

 案例 8-1

　　患者，男性，46 岁。因突发胸痛 1 小时被送入医院急诊科，入院诊断为急性心肌梗死。在治疗过程中，患者突发意识丧失，心电监护提示室性心动过速，立即给予电复律后转为窦性心律，送入重症医学科进一步治疗。入科后予床旁多功能监护仪监测，心电示波：频发室性期前收缩，脉搏 96 次/分，呼吸 27 次/分，血压 82/57mmHg。

问题：为患者使用多功能监护仪的意义是什么？

　　多功能监护仪是可以连续监测心电图、呼吸、血压、脉搏和血氧饱和度等重要参数，用于疾病诊断和监测的医疗仪器（图 8-1）。多功能监护仪把患者的各种生理信息转变成能直接观测到的形式，并具有信息储存、回放和传输功能，对心律失常波形进行自动记录、分析并对异常结果进行报警提示。

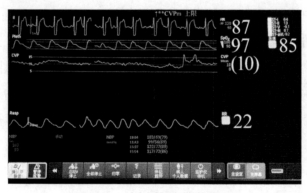

图 8-1　多功能监护仪界面

一、心 电 监 测

　　心电监测本质上是实时监测心脏电活动的一种方法。心电监测的目的包括：①持续监测心率变化；②持续显示心电示波，及早发现致命性心律失常或先兆；③指导抗心律失常治疗，判断药物治疗效果；④监测和处理电解质紊乱；⑤对各种手术，尤其是心血管手术的围手术期及各种特殊检查和治疗实行监护；⑥对安装心脏起搏器的患者，应监测心脏起搏器的功能。

（一）适应证

1.各种危重患者和抢救患者的监护。

2. 手术中或术后患者的监护。

3. 心脏起搏器置入术术前、术后患者的监护及起搏效果观察。

（二）评估

1. 患者的年龄、病情，电极片贴放区域的皮肤情况。

2. 患者的情绪、疾病认知、心理状态及合作程度。

（三）计划

1. 护士准备　着装整齐，洗手，戴口罩、帽子。

2. 患者准备　了解操作的目的，愿意配合。

3. 用物准备　心电监护仪及模块、导联线、电极片、皮肤砂纸、乙醇棉球等。

4. 环境准备　安静、整洁，温湿度适宜，光线良好。

5. 核对医嘱　双人共同核对医嘱。

（四）实施

1. 携用物至患者床旁，核对患者身份，解释操作目的，取得患者配合。

2. 打开监护仪电源开关，确定设备工作正常。

3. 协助患者取平卧位或半卧位。

4. 观察患者胸前壁皮肤情况，确定皮肤完好、清洁。必要时用皮肤砂纸轻轻擦皮肤以除去死皮，清洗干净后充分擦干。

5. 电极安放　①5 导联装置：右上（RA）在右锁骨中线第 1 肋间；右下（RL）在右锁骨中线剑突水平处；中间（V）胸骨左缘第四肋间；左上（LA）在左锁骨中线第 1 肋间；左下（LL）在左锁骨中线剑突水平处。②3 导联装置：左上（LA）在左锁骨中线第 1 肋间；右上（RA）在右锁骨中线第 1 肋间；左下（LL）在左锁骨中线剑突水平处。安放电极时，应避开除颤电极板放置的位置以备应急使用；安置永久起搏器者应避开起搏器。

6. 电极安放妥当后，将导联线按标示与相应位置电极连接，开始进行心电监测。注意观察患者的心电示波是否正常，正常成年人心律为窦性心律，心电图节律整齐，各波段均在正常范围内。当出现节律不整或各波段波形异常变化时，应首先观察患者情况，再判断是否存在心律失常。可根据需要选择开启或关闭多功能监护仪的某一项或几项功能。

7. 整理用物，洗手记录。

8. 使用心电监测仪期间应每日为患者更换电极片，防止干扰及皮肤受损。

9. 监护结束后需按照感染控制的要求对仪器设备及用物进行清洁消毒。

考点　电极安放的位置

（五）注意事项

1. 选择波形清晰、主波向上、便于观察的心电图导联，一般多选择 II 导联。

2. 选择 QRS 振幅＞0.5mV 的导联，以便能触发心率计数。

3. 根据正常值设定各项参数的报警限值。

（六）评价

1. 电极安放的位置正确，符合要求。

2. 心电示波的波形清晰，无干扰。

3. 护患沟通良好，患者愿意配合。

二、呼吸监测

正常呼吸模式表现为呼吸规律、平稳，偶尔出现叹息样呼吸。正常成年人在安静状态下，呼吸频率（RR）为 12 ～ 20 次 / 分。小儿随年龄减小呼吸频率增快，1 岁时呼吸频率为 25 次 / 分，新生儿为 40 次 / 分。监测中出现呼吸异常时，应首先观察患者情况，进行综合判断。

呼吸监测大多采用胸阻抗法，即通过一组监测电极将微弱的探测电流（0.5 ～ 5mA）输入体内，根据呼吸时胸廓大小的改变引起两电极间电阻抗的变化来监测呼吸频率和呼吸模式。在完成心电监测后，呼吸监测参数会自动显示，但应注意呼吸的监测易受电极粘贴位置及患者状态的干扰，患者屏气、咳嗽、翻身甚至因疼痛导致肌肉紧张时均会出现波动。

三、血压监测

动脉血压（arterial blood pressure，ABP）可分为：①收缩压（systolic blood pressure，SBP）是保持各重要脏器血流灌注的主要因素，当收缩压下降时将导致脏器供血不足。②舒张压（diastolic blood pressure，DBP）的重要性在于维持冠状动脉灌注压（coronary perfusion pressure，CPP）。③平均动脉压（mean arterial pressure，MAP）是一个心动周期中动脉血压的平均值，正常值为 60 ～ 100mmHg，是反映脏器血流灌注水平的指标之一。收缩压正常值为 90 ～ 140mmHg，舒张压为 60 ～ 90mmHg。在未服用影响血压药物的情况下，收缩压 ≥ 140mmHg 和（或）舒张压 ≥ 90mmHg 为血压过高；收缩压 < 90mmHg 和（或）舒张压 < 60mmHg 为血压过低。

考点 血压的正常值

（一）无创动脉血压监测

无创动脉血压监测是通过外界压力变化间接监测动脉血压的无创测量方法，主要采用振荡技术，通过充气泵使袖带充放气来测定血压，能测得收缩压、舒张压、平均动脉压和脉率，且当血压超过预设的报警上限或低于报警下限时，能够自动报警。应用无创动脉血压监测便于了解患者的血压水平及波动情况，判断病情及治疗效果，并为下一步治疗提供依据。

1. 适应证　同心电监测。

2. 评估

（1）患者的年龄、病情、情绪、疾病认知及合作程度。

（2）患者的血压测量部位一般选择右上臂，应评估臂围大小等。

3. 计划

（1）护士准备：着装整齐，洗手，戴口罩、帽子。

（2）患者准备：了解操作的目的，愿意配合，测量血压前安静休息 5 ～ 10 分钟。

（3）用物准备：心电监护仪及模块，适合患者臂围大小的袖带，儿童应根据臂围选择相应的儿童型袖带。

（4）环境准备：安静、整洁，温湿度适宜，光线良好。

（5）核对医嘱：双人共同核对医嘱。

4. 实施

（1）携用物至患者床旁，核对患者身份，解释操作目的，取得患者配合。

（2）启动多功能监护仪，确定其状态正常。

（3）协助患者取平卧位或半卧位。

（4）将袖带测压管与多功能监护仪无创血压模块连接，从多功能监护仪菜单中选择的袖带型号与使用的袖带型号必须一致，以获得准确的数据。

（5）将袖带缠于患者右侧（或左侧）上臂，使袖带气囊中间部位正好压住肱动脉，气囊下缘应在肘弯上 2.5cm，袖带平服紧贴。

（6）在监护仪上按测量键获取血压数值。

（7）整理用物，洗手记录。

（8）监护结束后需按照感染控制的要求对仪器设备及用物进行清洁消毒。

5. 注意事项

（1）血压常受多种因素的影响，故观察患者血压波动时要注意患者的情绪、体位、运动及周围环境是否安静等因素。

（2）选择合适的袖带。袖带过宽可致所测血压偏低，袖带过窄可致所测血压偏高。

（3）无创血压监测不能与血氧饱和度监测在同一肢体上进行。

（4）不能在静脉输液或插入导管的肢体上测量血压，以免在袖带充气期间影响输液速度或堵塞输液管路。

（5）根据正常值设置各参数的报警限值。

（6）需持续监测血压者，应注意更换肢体，避免袖带长时间于一侧肢体反复充气，压迫其血管、神经，造成肢体麻木、静脉回流受阻、肢体肿胀等不良反应。

（7）每次测量时应将袖带内残余气体排尽，以免影响测量结果。

（8）对于血容量不足或有严重心律失常、心力衰竭的患者，无创测压不能准确反映其血压水平，应选用有创测压进行监测。

6. 评价

（1）能正确选择袖带，将袖带缠于患者合适部位，操作符合要求。

（2）护患沟通良好，患者愿意配合。

（二）有创动脉血压监测

有创动脉血压监测是动脉穿刺置管后通过压力测量仪进行实时的动脉内测压，能够准确反映每个心动周期收缩压、舒张压和平均动脉压数值与波形的变化，是一种常用的有创血流动力学监测方法，其抗干扰能力较无创动脉血压监测好，测量结果可靠。

1. 适应证　同心电监测的适应证，尤其适用于严重低血压、休克、周围血管收缩或痉挛的动脉血压监测。

2. 评估

（1）患者的病情、心理状态及合作程度。

（2）评估动脉留置导管情况，管路是否通畅等。

3. 计划

（1）护士准备：着装整齐，洗手，戴口罩、帽子。

（2）患者准备：了解操作的目的，愿意配合。

（3）用物准备：多功能心电监护仪及模块，换能器、传感器、测压管道系统、生理盐水、加压袋等。

（4）环境准备：安静、整洁，温湿度适宜，光线良好。

（5）核对医嘱：双人共同核对医嘱。

4. 实施

（1）携用物至患者床旁，核对患者身份，解释操作目的，取得配合。

（2）启动多功能监护仪，确定其状态正常。

（3）协助患者取平卧位或半卧位。

（4）以无菌的方式将生理盐水与测压管道系统连接后放入加压袋内。

（5）向加压袋充气，使其压力达到 300mmHg。

（6）用传感器上的冲洗阀对测压管道系统进行冲注，使生理盐水注满整个系统，确保连接通路各段无空气。

（7）动脉穿刺成功后，连接于充满生理盐水的测压管道系统。

（8）将测压管道系统通过换能器与多功能监护仪上的压力监测模块连接，调节压力监测标尺名称为"ABP"。

（9）调试监护仪零点，将传感器安置于与患者心脏相同高度的位置（通常为第 4 肋间腋中线水平处），转动三通关闭患者动脉管路，使换能器与大气相通，在监护仪菜单中按下"压力调零"键，当监护仪压力数值显示为"0"时，再转动三通，使换能器与患者动脉管路相通，此时监护仪可显示动脉压力波形与数值。

（10）整理用物，洗手记录。

（11）监护结束后需按照感染控制的要求对仪器设备及用物进行清洁消毒。

5. 注意事项

（1）动脉内测压应选择具有一定侧支循环的动脉，防止一旦发生血栓时远端组织的血液供应受到影响。因桡动脉表浅、易于固定及穿刺成功率高等特点为首选途径，但穿刺前需做 Allen 试验以判断尺动脉的循环是否良好，若侧支循环不良，则不宜选用桡动脉穿刺。除桡动脉外还可选择肱动脉、足背动脉或股动脉。

（2）无创血压监测与有创血压监测所测数值常有一定的误差，一般情况相差 ±10mmHg，测压前和测压中应定时用无创血压袖带测量患者上肢血压并与有创动脉测压值对照，以便及时发现异常情况。

（3）监测过程中应使用生理盐水间断冲洗测压管，以防管路堵塞。当压力波形异常时，应及时查找原因。管道内因有凝血而发生部分堵塞时，切不可用力向血管内推送，以免造成血栓栓塞。如果不能疏通，应予拔除测压管。

（4）通过有创动脉管路留取血标本、测压和冲洗管道时，应严格遵守无菌操作原则。定时消毒穿刺部位，防止污染。加强临床监测，有感染征象时应及时寻找原因，必要时做细菌培养。置管时间一般不宜超过 7 天，一旦确定感染应立即拔除插管。

（5）在调试零点、留取血标本和测压等操作过程中，应严防气体进入管道造成空气栓塞。

（6）严密观察动脉穿刺部位远端皮肤的颜色和温度，发现患者有缺血表现，如肤色苍白、发凉、疼痛感等，应立即拔管。

（7）穿刺针与测压管应妥善固定，尤其当患者躁动时，应严防动脉置管意外脱出。固定置管肢体时，切勿行环形包扎或包扎过紧。

6. 评价

（1）严格无菌操作。

（2）压力传感器安置位置正确，压力波形正常。

（3）护患沟通良好，患者愿意配合。

四、脉搏血氧饱和度监测

血氧是反映组织供氧与氧耗的重要指标。血氧饱和度是指血红蛋白与动脉血氧结合的程度，正常值为 95% ～ 100%。临床上常采用脉搏血氧饱和度监测患者的机体组织缺氧状况，为氧气治疗等提供依据。使血氧饱和度降低的因素有吸入氧含量低、肺通气不足、弥散障碍、静 - 动脉分流等各种原因导致机体的耗氧量增加等。

（一）适应证

同心电监测。

（二）评估

1. 患者的身体状况、意识状态、合作程度等。

2. 患者的吸氧方式、氧气流量等。

3. 患者指（趾）端循环情况、皮肤完整性等情况。

（三）计划

1. 护士准备　着装整齐，洗手，戴口罩、帽子。

2. 患者准备　了解操作的目的，愿意配合。

3. 用物准备　心电监护仪及模块、血氧饱和度探头等。

4. 环境准备　安静、整洁，温湿度适宜，光线良好。

5. 核对医嘱　双人共同核对医嘱。

（四）实施

1. 携用物至患者床旁，核对患者身份，解释操作目的，取得配合。

2. 启动监护仪，确定其状态正常。

3. 协助患者取舒适卧位。

4. 将血氧饱和度探头的连接线与监护仪上相应的接口连接。

5. 将血氧饱和度探头安放在患者指（趾）端，使传感器光源对准甲床。多功能监护仪自动显示血氧饱和度及脉率数值。

6. 整理用物，洗手记录。

（五）注意事项

1. 确保探头与患者连接良好。

2. 观察监测结果，若发现异常应及时报告医师。

3. 患者发生休克、体温过低、贫血，使用血管活性药物及周围环境光照太强或有电磁干扰，涂抹指甲油等均可以影响监测结果，应尽可能避免上述影响因素。

4. 患者体温过低时，血氧饱和度读数偏低或不显示，应采取保暖措施。

5. 观察患者局部皮肤及指（趾）甲情况，定时更换探头安放部位。

6. 监护结束后需按照感染控制的要求对仪器设备及用物进行清洁消毒。

（六）评价

1. 正确选择探头安放部位。

2. 护患沟通良好，患者愿意配合。

五、中心静脉压监测

中心静脉压（central venous pressure，CVP）是腔静脉与右心房交界处的压力，是反映右心前负荷的指标，对了解循环血量和右心功能具有十分重要的临床意义。

（一）适应证

主要有严重创伤、休克、急性循环衰竭。

（二）评估

1. 患者的临床表现、有无使用呼吸机等。

2. 患者的置管情况、合作程度等。

（三）计划

1. 护士准备　着装整齐，洗手，戴口罩、帽子。

2. 患者准备　了解操作的目的，愿意配合。

3. 用物准备　多功能心电监护仪及模块、换能器、测压管道系统、生理盐水、加压袋等。

4. 环境准备　安静、整洁，温湿度适宜，光线良好。

5. 核对医嘱　双人共同核对医嘱。

（四）实施

实施方法基本同有创动脉血压监测，差别在于应将测压管与中心静脉导管连接，且调节压力监测标尺名称为"CVP"。

（五）注意事项

1. 使用三腔中心静脉导管进行 CVP 监测时，应将测压管路系统与静脉导管的近心端进行连接，以保障监测数据的准确性。

2. 不宜在测压通路上输入血管活性药物及急救药物，防止测压时中断上述药物的输入或测压后药物随溶液快速输入而引起血压、心率的变化，甚至危及患者生命。

3. 应在患者平静状态下测量 CVP，当患者咳嗽、腹胀、烦躁时，不能测量 CVP，应待其安静 10 ～ 15 分钟后再测量。

4. 应用呼气末正压通气（PEEP）的患者，若病情允许，应暂时停用 PEEP 后测量 CVP。

5. 可持续监测 CVP，也可视病情变化进行间断测量，病情不稳定时应每隔 30 ～ 60 分钟监测 1 次，随病情逐渐好转，监测时间可逐渐延长。

6. 患者改变体位时，在测压前应重新校正零点，以保持测压管零点始终与右心房在同一水平。

7. 持续监测 CVP 的患者，需每日更换生理盐水冲管液。间断监测时，应及时正确封管，保持管路通畅。

8. 通过中心静脉管路测压和冲洗管道时，应严格遵守无菌操作原则。

（六）评价

1. 能正确进行压力数值的测量、严格无菌操作。

2. 护患沟通良好，患者愿意配合。

第 2 节　心 电 图 机

案例 8-2

　　患者，男性，72 岁。因反复胸闷、头晕、黑矇 2 年，加重 2 个月就诊。患者头晕时伴黑矇，但无晕厥、意识丧失，持续数秒可自行好转，就诊后心电图检查显示：频发窦性停搏，为进一步诊治拟将患者收住入院。

问题： 心电图检查对该患者有什么意义？

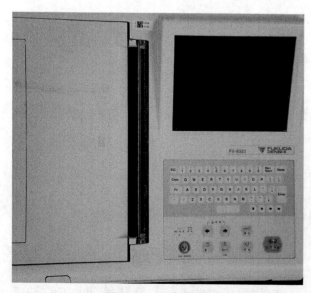

图 8-2　心电图机

　　心脏在搏动之前先产生电激动，心房和心室的电激动可经人体传至体表。心电图机（图 8-2）就是从体表记录心脏每一个心动周期所产生电活动变化曲线图形的仪器，其所描记的曲线图形称为心电图（electrocardiogram，ECG）。心电图机是临床上常用的诊断工具之一，目前我国医院通常采用 3 导联、12 导联和 18 导联心电图机。使用心电图机的目的主要是：①用于观察和诊断各种心律失常、心肌病及冠状动脉供血情况；②了解某些药物的作用、电解质紊乱对心肌的影响；③某些内分泌疾病对心肌的影响。

一、适 应 证

1. 心脏本身疾病　如心肌缺血、心肌梗死、填塞性心包炎等。

2. 心律失常　如窦性心律失常、期前收缩、房室传导阻滞等。

3. 判断药物对心脏的影响　如洋地黄、奎尼丁、胺碘酮等。

4. 判断水与电解质紊乱　如高钾血症、低钾血症、高钙血症或低钙血症。

二、评 估

1. 评估患者的年龄、病情，电极安放区域的皮肤情况。

2. 评估患者的情绪、疾病认知、心理状态及合作程度。

三、计 划

1. 护士准备　洗手，戴口罩、帽子。

2. 患者准备　了解操作目的，愿意配合。

3. 用物准备　心电图机、心电图纸、酒精棉球等。

4. 环境准备　安静、整洁，温湿度适宜，光线良好。

5. 核对医嘱　双人共同核对医嘱。

四、实 施

1. 携用物至患者床旁，核对患者身份，解释操作目的，取得配合。

2. 协助患者取仰卧位，解开上衣，嘱患者平静呼吸，放松肢体。

3. 接通心电图机电源，开启开关，电源指示灯亮，输入患者身份信息。

4. 暴露患者两手腕内侧、双下肢内踝及胸部，取酒精棉球，擦净安放电极部位的皮肤。按照导联线上的提示正确连接导联线。肢体导联：红色为右臂，黄色为左臂，绿色为左腿，黑色为右腿；胸导联：V_1 在胸骨右缘第 4 肋间，V_2 在胸骨左缘第 4 肋间，V_3 在 V_2 与 V_4 两点连线的中点，V_4 在左锁骨中线与第 5 肋间相交处，V_5 在左腋前线与 V_4 同一水平处，V_6 在左腋中线上与 V_4 同一水平处（图 8-3）。

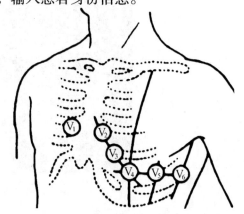

图 8-3　胸导联检测电极的位置

考点　胸导联的位置

5. 调节参数　选择电压及描记速度，一般走纸速度为25mm/s，观察心电图基线是否稳定，选择最为清晰的波形进行描记。一般每个导联分别记录3～6个完整的心动周期。观察心电图各波段的形态、幅度、间期是否正常。

6. 描记完毕，去除各导联线，协助患者整理衣物及床单元，安置患者，取舒适卧位。

7. 关机，整理用物，洗手记录。

五、注 意 事 项

1. 做好患者心理护理，说明操作的必要性，消除紧张心理，取得患者配合。

2. 尽量避免不必要的干扰因素，如电磁干扰和患者因紧张导致肌电干扰等。

3. 心电图只反映实时心电变化，当心电图波形与患者的病情特征不相符时，应选择动态心电图，药物、运动心电图试验，超声心动图等其他检查方法来辅助诊断。

4. 因描记心电图需要暴露患者的胸部，应用期间应注意保护患者隐私，天气寒冷时注意保暖。

六、评　　价

1. 能正确进行心电图的描记。

2. 护患沟通良好，患者愿意配合。

第3节　脉搏指示连续心输出量监测仪

脉搏指示连续心输出量（pulse indicator continuous cardiac output，PiCCO）监测，主要用于监测患者的心血管功能和循环容量状态，是近几年来在临床广泛使用的血流动力学监测技术，此技术将脉搏轮廓与温度稀释技术联合应用，具有较高的准确性，创伤小、危险性低。临床上通常应用PiCCO监测仪（图8-4）进行测定，可测定的监测指标及正常值，见表8-1。

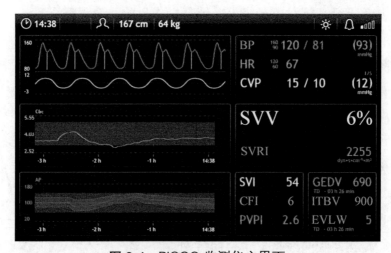

图 8-4　PiCCO 监测仪主界面

表 8-1　PiCCO 的监测指标和正常值

热稀释参数及正常值		脉搏轮廓参数及正常值	
参数	正常值	参数	正常值
心排血指数（CI）	$3.0 \sim 5.0L/(min \cdot m^2)$	心率（HR）	$60 \sim 100$ 次 / 分
全心舒张末期容积(GEDV)	$680 \sim 800ml/m^2$	平均动脉压（MAP）	$70 \sim 90mmHg$
胸腔内血容量（ITBV）	$850 \sim 1000ml/m^2$	每搏量指数（SVI）	$40 \sim 60ml/m^2$
血管外肺水（EVLW）	$3.0 \sim 7.0ml/kg$	每搏量变异（SVV）	$\leqslant 10\%$
肺血管通透性指数（PVPI）	$1.0 \sim 3.0$	外周血管阻力指数（SVRI）	$1700 \sim 2400dyn \cdot s \cdot cm^{-5} \cdot m$
心功能指数（CFI）	$4.5 \sim 6.5L/min$	左心室内压最大变化速率（dP/dt_{max}）	$1200 \sim 2000mmHg/s$

一、适应证和禁忌证

1. 适应证　凡需要进行心血管功能和循环容量状态监测的患者，如休克、急性呼吸窘迫综合征、急性心功能不全、肺动脉高压、严重创伤和手术等。

2. 禁忌证　无绝对禁忌证。相对禁忌证包括出血性疾病，主动脉瘤、大动脉炎、动脉狭窄，肢体血管有栓塞史，严重心律失常，体温或血压短时间内变异过大等。

二、评　　估

1. 患者的年龄、病情，评估中心静脉置管情况。

2. 患者的情绪、疾病认知、心理状态及合作程度。

三、计　　划

1. 护士准备　洗手，戴口罩、帽子。

2. 患者准备　了解操作目的，愿意配合。

3. 用物准备　PiCCO 监测仪、注射液温度电缆、温度测量电缆、压力电缆、压力传感器、动脉热稀释导管、注射液温度探头容纳管（T 形管）、压力袋、三通、常温生理盐水、冰生理盐水、20ml 注射器等。

4. 环境准备　安静、整洁，温湿度适宜，光线良好。

5. 核对医嘱　双人共同核对医嘱。

四、实　　施

1. 携用物至患者床旁，核对患者身份，解释操作目的，取得配合。

2. 连接 PiCCO 监测仪电源线，打开电源开关。按屏幕提示输入患者的相关参数（图 8-5）。

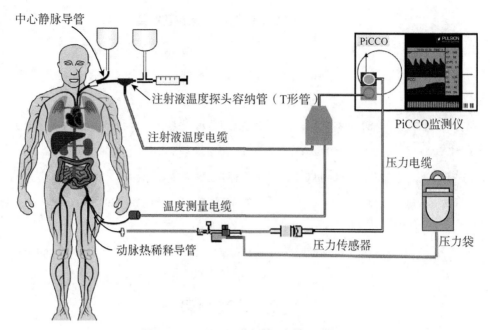

中心静脉导管

注射液温度探头容纳管（T形管）

注射液温度电缆

PiCCO监测仪

压力电缆

温度测量电缆

动脉热稀释导管

压力传感器

压力袋

图 8-5　PiCCO 监测仪连接示意图

3. 协助患者取舒适体位。

4. 以无菌的方式将常温生理盐水与压力传感器连接后放入压力袋内，向压力袋内充气至压力指示器到达绿色标志线（300mmHg），用压力传感器上的冲洗阀对整个管道系统进行冲洗，使常温生理盐水注满整个管道系统，确保各段无空气。

5. 经患者股动脉留置动脉热稀释导管后，导管的一端连接已排好气的压力传感器，并通过压力电缆与 PiCCO 监测仪的相应模块连接；导管的另一端与温度测量电缆连接，并通过温度测量电缆与 PiCCO 监测仪的相应模块连接。

6. 将注射液温度探头容纳管（T形管）的一端经三通与患者的中心静脉导管连接，另一端连接注射液温度电缆，第三个端口连接注射器。

7. 调整压力传感器上换能器的位置，使其位于患者腋中线第 4 肋间水平，分别在心电监护仪和 PiCCO 监测仪上进行中心静脉压和动脉压的调零。调零后 PiCCO 监测仪屏幕显示的是采用脉搏轮廓测量法监测到的指标及数值。

8. 切换页面后使用温度稀释技术测量相应指标。检查 PiCCO 监测仪上注射容量的设定，如有必要，调整容量设定。使用 20ml 注射器抽吸冰生理盐水，与 T 形管的第三个端口连接。按下 PiCCO 监测仪上的"开始"键，根据信息提示，迅速而流畅地推入冰生理盐水。

9. 操作结束后协助患者取舒适卧位。

10. 整理用物，洗手记录。

五、注意事项

1. 注意选择合适的注射液温度和容积，注射液体量必须与 PiCCO 监测仪预设的液体量一致，建议注射速度为 2.5ml/s，7 秒内注射完毕。

2. 注射冰生理盐水最好从近心端进行，注射器与管腔呈 90° 固定。

3. 注射冰生理盐水时，手切不可握传感器。

4. 在注射器和中心静脉管腔之间不要加额外的延长管或三通。

5. 在 PiCCO 监测仪使用期间，一般每 6 ～ 8 小时重新校准 1 次，或当患者状态改变时应随时校准。注射冰生理盐水的通路上绝对避免输注任何药物。

6. 监测过程中保持管路通畅，维持压力袋的压力在 300mmHg，发现导管内有回血时应及时冲洗导管。避免导管扭曲、打折或意外脱出。

7. 动脉热稀释导管留置时间一般不超过 10 天，如出现导管相关性感染征象，应及时将导管拔出并留取血标本进行培养。

六、评　　价

1. 能正确进行各导联线的连接，能正确测量各项指标。

2. 护患沟通良好，患者愿意配合。

第 4 节　动脉血气分析监测

案例 8-3

　　患者，男性，63 岁。因发热 2 周，呼吸困难加重 5 日急诊入院。查体：体温 39.5℃，心率 110 次 / 分，呼吸 30 次 / 分，血压 160/100mmHg，喘息状，口唇发绀，诊断为急性呼吸窘迫综合征。

问题： 1. 应为该患者做哪些监测？

　　　　2. 监测的意义是什么？

　　动脉血气分析监测是经桡动脉、肱动脉、足背动脉和股动脉等部位直接穿刺或经留置的动脉导管采集动脉血，结合患者病史、临床体格检查结果等，评估患者的氧合、气体交换和酸碱状态，分为有创监测和无创监测。

一、有创监测的动脉采血技术

（一）适应证和禁忌证

1. 适应证

（1）因各种疾病、创伤、手术所致的呼吸功能障碍者。

（2）呼吸衰竭患者使用机械辅助通气治疗时。

（3）心肺复苏后或对危重患者的监测和治疗。

2. 禁忌证

（1）有出血倾向者。

（2）血栓或动脉炎形成者。

（3）Allen 试验阳性者。

（4）穿刺部位皮肤有感染、炎症、破损或癣等。

（二）评估

1. 患者年龄、病情、意识状态、氧疗方式、凝血功能、穿刺部位皮肤情况等。

2.患者情绪、疾病认知、心理反应及合作程度等。

（三）计划

1.护士准备 着装整齐，洗手，戴口罩、帽子。

2.患者准备 了解操作的目的，愿意配合。

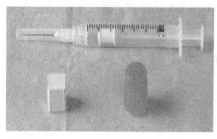

图 8-6 一次性专用动脉采血器

3.用物准备 一次性专用动脉采血器（图 8-6）、基础注射盘、棉签、75% 酒精、无菌纱布、胶布、标签、无菌手套、锐器盒，必要时备冰袋。

4.环境准备 安静、整洁，温湿度适宜。

5.核对医嘱。

（四）实施

1.携用物至床旁，核对患者信息，解释操作目的，取得配合。

2.协助患者取舒适体位，确定动脉采血部位。临床上首选桡动脉（图 8-7），穿刺点位于前臂掌侧腕横纹上 1 横指（1～2cm）处，距手臂外侧 0.5～1cm 处，以桡动脉搏动最明显处为穿刺点。

3.戴无菌手套。消毒患者穿刺区域皮肤，范围以注射点为中心直径 ≥ 5cm，自然待干后方可穿刺。

4.检查动脉血气针，将血气针活塞拉至所需的血量刻度，血气针筒自动形成吸引等量液体的负压。用一只手的手指指腹触及患者脉搏最明显处并以两指固定动脉，另一只手持血气针与皮肤呈 30°～45° 迅速进针，血液可自动流入采血针内，达预设位置即可拔针。拔针后立即用干燥无菌纱布或棉签按压穿刺部位 3～5 分钟，松开后立即检查穿刺部位，如未能止血或开始形成血肿，应重新按压直至完全止血，不得使用加压包扎替代按压止血。同时，拔针后应快速将针头刺入软塞以隔绝空气（图 8-8），以免影响分析结果。若血标本中有气泡，应翻转采血器，将纱布置于动脉采血器上端，轻推针栓，缓慢排出气泡。

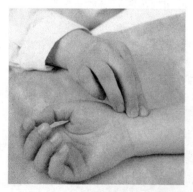

图 8-7 确定桡动脉位置

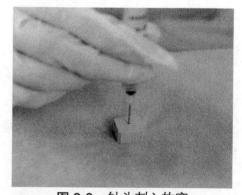

图 8-8 针头刺入软塞

5.采血后将注射器放在两手掌之间轻轻搓动 5 秒并上下翻转 5 次，使血液与抗凝剂混匀。标记标本，立即送检，放置时间过长，可导致 pH 和 PaO_2 下降。

6.安置患者，取舒适卧位。

7. 整理用物，洗手记录。

（五）注意事项

1. 严格遵循无菌操作原则，遵守操作规范。

2. 采血前应提前进行 Allen 试验。

3. 如果患者持续吸氧，在病情允许的情况下，应先暂停吸氧 30 分钟后再抽血。如果不能停止吸氧，需在检测时录入吸氧参数。对于改变吸氧参数的患者，最好在新的吸氧状态持续 30 分钟后再采集血样，以便能更加真实地反映患者的呼吸情况。

4. 因动脉压较高，故动脉穿刺部位更容易出现渗血或血肿。血肿发生率与患者年龄、穿刺孔大小、是否接受抗凝治疗以及有无凝血障碍等有关，若肿胀程度加剧，应立即按压穿刺点，必要时给予加压包扎或遵医嘱处理。如患者有高血压、凝血时间延长或应用抗凝血药物时，应延长按压时间。

5. 为预防血栓栓塞形成，应避免在同一部位反复穿刺。拔针后按压力度适中，既做到伤口不渗血，又能保持动脉血流通畅，压迫力度以指腹仍有动脉搏动感为宜。若有血栓形成，可行尿激酶溶酸治疗。

（六）评价

能正确采集标本，符合检查要求。

考点　动脉血采集方法、注意事项

二、无创监测的意义和要点

随着 ICU 的快速发展，各种监护技术日益更新，无创动脉血气分析监测成为目前 ICU 中的重要监测手段。它具备以下优点：可减少动脉采血次数，损伤小，便于患者接受。

（一）监测意义

1. 动脉血氧饱和度（SaO_2）　常用无创连续脉搏血氧饱和度监测方法测得，已常规用于危重症患者呼吸功能监测。

2. 经皮氧分压（$PtcO_2$）　在临床上，经皮氧分压主要反映组织的灌注状态，因经皮氧分压和动脉血氧分压（PaO_2）有较好的相关性，因此常同时测定动脉血氧分压。经皮氧分压比动脉血氧分压低 10 ～ 20mmHg，经皮氧分压和动脉氧合状态及心输出量有关，当经皮氧分压明显降低而 PaO_2 正常，提示由于各种原因引起的组织灌注障碍。

3. 经皮二氧化碳分压（$PtcCO_2$）　经皮二氧化碳分压的监测用于呼吸功能障碍需要长期进行氧疗的患者或用于诊断高碳酸血症等。经皮二氧化碳分压和动脉二氧化碳分压具有良好的相关性，若经皮二氧化碳分压值增高或血氧饱和度下降，说明通气不足；若经皮二氧化碳分压值不变，经皮氧分压值或血氧饱和度下降，说明肺内分流可能加大。常用于新生儿及小儿重症疾病的诊断。

（二）监测要点

由于无创动脉血气监测是通过患者皮肤对各参数值进行测定的，故环境温度的高低有可能影响皮下血液循环，继而影响监测结果，因此需要保证室温在恒定状态。监测部位应选择皮肤较薄且毛细血管丰富之处。应在测定前清洁被测局部的皮肤，使监测探头与皮肤充分接触。经皮二氧化碳分压监测时，由于探头电极温度较高，为避免皮肤灼伤，应每 4 小时更换一次贴附部位。有休克、末梢循环障碍、严重水肿等的患者，由于皮肤血流灌注不良，不宜使用无创血气监测。

自 测 题

A₁/A₂ 型题

1. 为患者进行心电监护时，RA 导联应放置的位置是（   ）

   A. 右锁骨中线第 1 肋间

   B. 右锁骨中线第 4 肋间

   C. 左锁骨中线第 1 肋间

   D. 左锁骨中线第 4 肋间

   E. 胸骨右缘第 4 肋间

2. 下列是正常成年人安静状态下的呼吸频率的是（   ）

   A. 8 次 / 分　　　　B. 10 次 / 分

   C. 18 次 / 分　　　　D. 22 次 / 分

   E. 24 次 / 分

3. 无创动脉血压监测时，气囊下缘应在肘弯上（   ）

   A. 1cm　　　　　　B. 1.5cm

   C. 2cm　　　　　　D. 2.5cm

   E. 3cm

4. 脉搏血氧饱和度的正常值为（   ）

   A. 85%～90%　　　B. 90%～95%

   C. 85%～100%　　　D. 90%～100%

   E. 95%～100%

5. V₁ 导联的位置是（   ）

   A. 胸骨右缘第 4 肋间

   B. 胸骨左缘第 4 肋间

   C. 胸骨右缘第 2 肋间

   D. 胸骨左缘第 2 肋间

   E. 胸骨右缘第 5 肋间

6. V₅ 导联的位置是（   ）

   A. 在左腋前线与 V₄ 同一水平处

   B. 在左腋中线与 V₄ 同一水平处

   C. 在左腋后线与 V₄ 同一水平处

   D. 在左肩胛下角与 V₄ 同一水平处

   E. 左侧脊柱旁与 V₄ 同一水平线处

7. PiCCO 的相对禁忌证是（   ）

   A. 严重创伤　　　　B. 肺动脉高压

   C. 休克　　　　　　D. 主动脉瘤

   E. 骨科大手术

8. 心排血指数的正常值是（   ）

   A. 1.0～2.0L/（min·m²）

   B. 3.0～5.0L/（min·m²）

   C. 4.0～8.0L/（min·m²）

   D. 5.0～9.0L/（min·m²）

   E. 6.0～10.0L/（min·m²）

9. 患者男性，24 岁。车祸致左腿开放性骨折 2 小时。现出现呼吸困难，考虑呼吸衰竭可能，此时应为患者做（   ）

   A. 肺功能测定

   B. 胸腔穿刺术

   C. 动脉血气分析

   D. 放射性核素检查

   E. 纤维支气管镜检查

（闫　琳　贾旭玲）

|第9章|
重症医学科常用治疗技术

第1节 输 液 泵

案例 9-1

　　患者男性，63 岁。因急性阑尾炎急诊入院。今日在硬膜外麻醉下行阑尾切除术，术后患者转入 ICU 治疗。血气分析结果示：K^+ 2.6mmol/L。监测：体温 36.5℃，心率 80 次 / 分，呼吸 20 次 / 分，血压 120/75mmHg，医嘱给予 10% 氯化钾 15ml 加入 0.9% 氯化钠 500ml 溶液中，需要 3 小时输完。

问题： 1. 护士应选用哪种方式进行静脉输入？

　　　　 2. 护士应该如何操作？

　　输液泵是连续静脉输液最为理想的治疗仪器，是 ICU 必备医疗仪器之一。它能准确地控制液体输注的量和速度，有效地提高输注的准确性和安全性。其安全报警装置在输液通路中有空气或存在妨碍液体输入的因素时均可报警，以确保输液安全。目前，输液泵已广泛应用于大中型医院各科及 ICU。输液泵的常用类型如下。

　　1. 蠕动控制式输液泵　蠕动控制式输液泵是利用微型计算机控制步进式电机，带动偏心凸轮作用于中心测压指状蠕动排，使蠕动排以波动方式挤压充有液体的输液管，完成输液。蠕动控制式输液泵的基本结构是由微机系统、泵装置、检测装置、报警装置和输入及显示装置 5 个部分组成（图 9-1）。

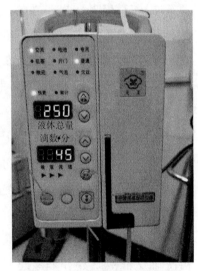

图 9-1　蠕动控制式输液泵

　　2. 针筒微量注射式输液泵　针筒微量注射式输液泵，又称微量泵，是在微型计算机的控制下，步进电机通过减速器带动泵内丝杆缓慢、匀速地做直线运动，推动注射器活塞推注药液，实现微量匀速注射。微量泵的优点是可将少量药物精准、微量、匀速、持续地泵入人体。根据注射器衔接数量，微量泵还可分为单通道微量泵、双通道微量泵和四通道微量泵等。微量泵基本结构是由泵、数据显示窗、数据输入键、功能键和注射器安全支架 5 部分组成（图 9-2）。

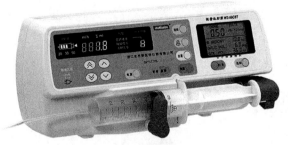

图 9-2　微量泵

一、蠕动控制式输液泵

（一）适应证

1.危重症患者的抢救，心血管病患者的治疗。

2.特殊药物输注，如硝普钠、肾上腺素等。

3.儿科患者的输液治疗。

（二）评估

1.患者年龄、穿刺部位皮肤、血管状况及肢体活动度。

2.患者意识状态、心理状况及配合程度。

（三）计划

1.护士准备　着装整洁，洗手，戴口罩。

2.患者准备　了解操作目的，愿意配合。

3.物品准备　蠕动控制式输液泵、输液架、输液器、药物、治疗盘等。

4.环境准备　安静、整洁，调节室温。

5.核对医嘱，携用物至患者床旁。

（四）实施

1.核对患者床号、姓名、住院号，向患者及其家属解释蠕动控制式输液泵（简称输液泵）的使用目的及方法，并取得同意。

2.将输液泵固定于输液架上。

3.常规排尽输液器内空气。打开输液泵门，将输液器的软管固定于管道槽内。关闭输液泵门，打开输液器调节夹。

4.接通输液泵电源，打开电源开关。输液前遵医嘱设置输液总量及输液速度等参数。使用时注意传感器必须保持水平位，不可暴露于强光下。

5.按"开始"键，确定输液泵正常运转后，再次确认输液泵管内无气泡。按"停止"键关闭输液泵。

6.消毒输液接头，将输液泵管连接于患者静脉穿刺针接口上。注意无菌操作，避免污染。再次确认输液滴数和输液总量的设置后开启运行。

7.使用输液泵时，应及时观察用药效果和有无不良反应，若发现异常应及时与医师沟通、处理，并做好护理记录；要勤观察输液泵的工作状态，及时排除故障，防止液体输入失控。

8.整理用物，洗手，记录药物名称、剂量、泵速及患者输液后的反应。

9.遵医嘱停止泵入溶液。

（1）按输液泵"停止"键，打开输液泵泵门，取下输液器的软管。

（2）关闭输液泵电源开关。

（3）断开电源。

10.输液完成后应即时做好输液泵的保养工作。

（五）注意事项

1.输液泵固定要牢固。

2. 更换输液泵时，应先使输液泵运行后再与患者静脉输液通路连接，防止药物大量或不均匀进入患者体内。

3. 调节泵入速度时，应先按"停止"键，重新设置泵入速度后再按"开始"键。

4. 正确设定输液速度，防止设定错误延误治疗。

（六）评价

输液泵工作状态正常，药液按计划顺利输入。

二、微　量　泵

（一）适应证

适用于给药量精准、总量很小且给药速度缓慢或需要长时间流速均匀的情况下的注射，主要用于胰腺炎、糖尿病、高血压、休克、肝移植、肿瘤化疗等患者。

（二）评估

1. 患者穿刺部位皮肤、血管状况及肢体活动度。

2. 患者意识状态、心理状况及配合程度。

（三）计划

1. 护士准备　着装整洁，洗手，戴口罩。

2. 患者准备　了解操作目的，愿意配合。

3. 物品准备　输液架、微量泵、治疗盘、药物、一次性注射器（常用容量为 20ml 或 50ml）、泵前管、标签贴、手消液等。

4. 环境准备　安静、整洁，调节室温。

5. 核对医嘱，配制药液，注明药名、浓度、剂量、速度等，将注射器连接泵前管并排气。携用物至患者床旁。

（四）实施

1. 核对患者基本信息，向患者及其家属解释微量泵的使用目的及方法，并取得同意。

2. 将微量泵固定于输液架或床头柜上。

3. 接通电源，打开微量泵电源开关。

4. 选择微量泵上合适的卡槽固定注射器。

5. 遵医嘱正确设置药液泵入速度。

6. 消毒输液接头并与泵前管连接（调节泵入速度：按"停止"键，重新设置泵入速度后，再次按"开始"键）。

7. 按"开始"键，微量泵正常运转后，再次确定导管内无气泡。若有，需进行第二次排气。

8. 再次核对信息，观察微量泵运行正常，整理用物，洗手，记录药物名称、剂量、泵速及患者输液后的反应。

9. 遵医嘱停止泵入药液。

（1）按"停止"键，打开微量泵的注射器夹。

（2）将注射器从微量泵上取下，关闭注射器夹。

（3）关闭电源开关，断开电源。

（五）注意事项

1.微量泵固定须牢固。

2.更换微量泵时，应先使泵运行后再与患者静脉输液通路连接，防止药物大量或不均匀地进入患者体内。

3.正确设定泵入速度。

（六）评价

微量泵工作正常，药液按计划顺利输入。

第2节　肠内营养输注泵

案例 9-2

　　患者，女性，63岁。因全身90%大面积烧伤急诊入院。入院后第二天，为了改善患者的营养状况，遵医嘱给予营养液500毫升/次，3次/日经肠内营养输注泵泵入。

问题： 护士在鼻饲操作中，应注意什么？

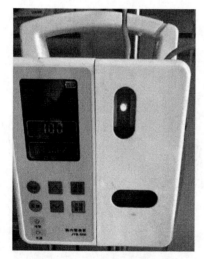

图9-3　肠内营养输注泵

肠内营养输注泵（图9-3）是通过鼻饲途径，将流质食物、水分和药物持续均匀地泵入患者体内的输注仪器。其优点是可提供稳定、持续的灌注，避免快速灌注引起的胃肠道并发症。

一、适　应　证

主要适用于不能由口进食的患者，如处于昏迷状态，有口腔疾病、食管狭窄等；需要准确控制营养输入的患者。

二、评　　估

患者的病情、年龄、意识状态与合作程度。

三、计　　划

1.护士准备　着装整洁，洗手，戴口罩。

2.患者准备　神志清醒，向患者解释应用肠内营养输注泵的目的及方法。

3.物品准备　肠内营养输注泵、输液架、胃管、鼻饲管、鼻饲液、一次性注射器、无菌纱布、温水、手消液、胶布、别针等。

4.环境准备　安静、整洁，调节室温。

5.核对医嘱　携用物至患者床旁。

四、实　　施

1. 核对患者基本信息，并取得配合。

2. 根据患者情况，协助患者取仰卧位，抬高床头 30°～45°。将鼻饲液倒挂于输液架上并排气。

3. 为患者置入胃管，向胃管内注入 20ml 温水以冲洗胃管。

4. 打开肠内营养输注泵泵门，将鼻饲管装入后，关闭泵门。

5. 接通肠内营养输注泵电源，打开电源开关，根据医嘱设置鼻饲的速度和总量等参数。

6. 排空肠内营养输注泵管内气体。将肠内营养输注泵管输出末端与胃管末端连接，接头处用无菌纱布包裹并用胶布固定。

7. 按下"开始"键，开始输注。遵医嘱给予肠内营养乳剂时，应从低浓度、慢速度开始，逐渐增加浓度及速度。

8. 输注过程中，若患者出现恶心、呕吐等情况，应立即停止输注，并通知医生处理。

9. 输注结束后，应分离鼻饲管与胃管。用 20ml 温水冲洗胃管，将胃管末端反折两次，用无菌纱布包裹，用别针固定于患者枕旁或床旁，整理床单元。

10. 洗手，记录输注的时间及量。

五、注意事项

1. 一般每次鼻饲的量应不超过 200ml，温度以 38～40℃为宜，输注后嘱患者维持原卧位 20～30 分钟。

2. 鼻饲液应现用现配，未用完的鼻饲液应放冰箱保存，24 小时内用完。禁止鼻饲变质或疑似变质物。

3. 为防止鼻饲管堵塞，在鼻饲药物时，应先将药物研碎，溶解后再灌入。

4. 鼻饲管应每月更换 1 次。

5. 长期鼻饲的患者应每天进行口腔护理 2～3 次。

六、评　　价

1. 操作过程规范。

2. 患者无不适。

第 3 节　升 降 温 毯

案例 9-3

患者，男性，58 岁。因发热 2 周，呼吸困难加重 5 天急诊入院。体检：体温 39.5℃，心率 110 次 / 分，脉搏 30 次 / 分，血压 120/80mmHg，喘息状，口唇发绀，诊断为急性呼吸窘迫综合征。

问题：1. 针对此患者护士应如何进行物理降温？

　　　　2. 操作中，护士应注意什么？

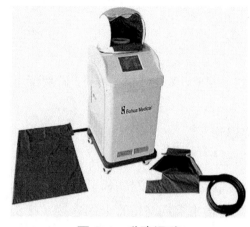

图 9-4　升降温毯

升降温毯的作用机制是循环水流被加热或降温后由泵送入升降温毯中，经物理传导作用升高或降低患者体温。升高患者体温以保暖；降温可减少患者体内热量消耗，降低脑耗氧，保护脑组织和重要脏器功能，尤其对高热患者的降温处理，可靠有效（图 9-4）。

一、升降温毯降温的使用

（一）适应证和禁忌证

1.适应证

（1）脑保护：见于严重颅脑外伤，心搏骤停经心肺复苏后昏迷的患者。应用低温治疗可快速将患者全身体温调整至所需温度（一般为 33 ～ 35℃），能显著减轻脑损害，促进神经功能恢复，还可降低机体代谢率，减少氧耗和乳酸堆积，对保护血 - 脑屏障、防止细胞内酸中毒、减少脑水肿、降低颅内压有良好效果。

（2）高热患者物理治疗：减轻因持续高热造成高代谢、脱水、酸中毒、谵妄、神经系统损伤等不良后果。

（3）机体局部降温：损伤肢体局部降温，可减少渗出水肿，控制继发损伤，缓解患者疼痛。

2.禁忌证
年老且伴有严重心功能不全或心血管疾病；合并休克，尚未得到彻底纠正；严重缺氧尚未纠正；处于全身衰竭状态。

（二）评估

1.患者生命体征及病情。

2.患者意识状态、心理状况及配合程度。

3.患者皮肤情况、肢体活动能力，有无感觉障碍及冷过敏。

（三）计划

1.护士准备　着装整洁，洗手，戴口罩。

2.患者准备　神志清醒，向患者解释使用升降温毯的目的，取得配合。

3.物品准备　升降温毯 [升降温仪、毯子、温度传感器（体温探头）]、75% 乙醇溶液等。

4.环境准备　安静、整洁。

5.核对医嘱，携用物至患者床旁。

（四）实施

1.核对患者基本信息，向患者及其家属解释升降温毯的使用目的及过程，并取得同意。

2.将温度传感器与升降温仪连接。

3.拉起对侧床档，协助患者侧卧并面向对侧。

4.以毯子中线为界，毯子下半幅铺于床面，上半幅卷起塞于患者身下。

5. 拉起近侧床档，协助患者翻身面向近侧。将塞于患者身下的毯子拉出，铺于对侧。确保毯子铺于患者肩部至臀部区域，不要触及颈部，以免引起副交感神经兴奋而导致心动过缓。及时擦干毯子周围凝聚的水珠，以免影响机器的正常运转，防止漏电。

6. 将毯子连接于升降温仪上。将温度传感器探头置于患者腋下、腹股沟或肛门内。

7. 连接电源，打开电源开关，液晶显示屏面板显示仪器工作状态。

8. 按"体温设置"键设置体温。

9. 按"水温设置"键设置水温。

10. 在升降温毯治疗过程中，应先使用冬眠合剂，在患者进入冬眠状态，对外界刺激反应明显减弱、瞳孔缩小、对光反射迟钝、呼吸频率相对减慢、深反射减弱或消失后，方可开始降温。降温速度以每小时降低 1～1.5℃为宜，3～4 小时达治疗温度。在降温过程中，应避免患者冻伤。

11. 冬眠合剂中的氯丙嗪和哌替啶具有扩张血管、降低血压的作用。因此，在应用升降温毯治疗过程中不宜剧烈搬动或翻动患者，以免引起直立性低血压。

12. 按"开 / 关"键，仪器开始工作。使用过程中，密切监测患者的体温，检查背部皮肤变化，若有体温过低或背部皮肤出现苍白、花斑，可升高毯面温度或暂停，及时报告医师予以处理。观察患者，如发生寒战、面色苍白，呼吸、脉搏、血压出现较大变化时应立即停止使用。

13. 密切观察患者皮肤和肢端温度、颜色。由于毯子置于患者背部和臀部，因循环减慢，骶尾部受压等易产生压力性损伤，应加强局部皮肤护理，定时翻身、拍背。同时做好肢端保暖工作，特别是颅脑损伤应用甘露醇的患者，肢端循环功能减弱可影响液体的输注速度。

14. 升降温毯应连续使用一段时间，使体温维持在一个恒定水平，即使体温已降至正常也不应急于停机，在病情稳定后方可逐步停机，以保证降温效果良好，预防患者体温反跳。长时间使用升降温毯可能会加重脑缺血损伤，治疗时间以 6 天为度，然后自然复温，复温时间控制在 10～12 小时，以保证安全。

15. 结束治疗，关闭电源开关，切断电源。取下温度传感器、毯子及升降温仪。

16. 75% 乙醇溶液擦拭消毒仪器，整理用物，洗手，记录升降温毯的使用时间。

（五）注意事项

1. 必须使用相位正确并良好接地的电源。

2. 泵的背面通风孔与物体间距必须大于 20cm。

3. 不使用时注意将传感器妥善保存。

4. 毯子勿接触锐利物体，采用平铺或卷曲方式存放。

5. 使用前检查水箱、毯子是否漏水，水箱内水量是否适宜，水箱内的水应现用现加。

6. 使用后要及时放出水箱内的水，以免形成水垢或变质，影响机器性能。

（六）评价

1. 升降温毯的温度适宜，各连接管连接紧密。

2.患者皮肤无损伤。

二、升降温毯升温的使用

（一）适应证和禁忌证

1.适应证　应用于全身麻醉后体温过低、寒战等患者。

2.禁忌证　非体温过低的患者。

（二）其他

升降温毯升温的评估和计划、实施、注意事项、评价等与升降温毯降温的内容基本一致，只是在水温设置上有所区别。

第4节　除　颤　仪

案例 9-4

　患者，男性，70岁。因反复胸痛、胸闷15年，间断呼吸4年，加重1周入院，患者既往明确诊断为冠心病，前壁心肌梗死，持续性心房颤动，心力衰竭。入院后第二天凌晨患者突发意识丧失，心电监护提示心室颤动。

问题：现场如何对该患者实施急救抢救措施。

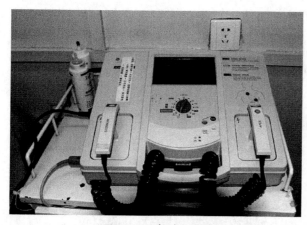

图 9-5　电除颤仪

心脏电复律是用高能电脉冲直接或经胸壁作用于心脏，治疗多种快速性心律失常，使之转复为窦性心律的方法。此方法最早用于消除心室颤动，故称电除颤，所用的仪器称为电除颤仪（图9-5）或电复律仪，临床上多简称为除颤仪。非同步电复律（电除颤）是指不启用同步触发装置，可以在任何时间放电，用于转复心室颤动。同步电复律是指通过同步触发装置，利用患者心电图中 R 波触发放电，使电流仅在心动周期的绝对不应期中发放，避免在心室的易损期放电而诱发心室颤动，可用于转复心室颤动以外的各类异位性快速心律失常。

一、适应证与禁忌证

1.适应证

（1）非同步电复律：①心室颤动；②心室扑动；③快速室性心动过速伴血流动力学紊乱，QRS 波增宽不能与 T 波区别者。

（2）同步电复律：①近期发生的心房颤动或心房扑动，在去除诱因或使用抗心律失常药物后不能恢复成窦性心律者；②室上性心动过速，非洋地黄中毒引起，并对迷走神经刺激或抗心律失常治疗无效者；③室性心动过速，抗心律失常治疗无效或伴血流动力学紊乱者。

2. 禁忌证　①洋地黄中毒；②低钾血症；③多源性房性心动过速；④伴有窦房结功能不良的室上性心动过速；⑤完全性房室传导阻滞；⑥病态窦房结综合征；⑦除颤后在药物维持下又复发或不能耐受药物维持的心房颤动；⑧心脏明显扩大或巨大左心房；⑨严重心功能不全。

二、评　估

评估患者的心电示波及生命体征。

评估患者除颤部位的皮肤情况，有无潮湿、破损及起搏器置入等。

三、计　划

1. 护士准备　着装整洁，洗手，戴口罩。

2. 患者准备　去枕平卧于硬板床，将胸前衣物解开并移走其他异物，特别是金属类物品如项链、衣扣等。

3. 物品准备　除颤仪，导电糊，抢救车，盐水纱布，吸氧，吸痰装置等。

4. 环境准备　环境安全、整洁。

四、实　施

1. 操作者站在患者一侧，打开除颤仪电源开关，取下除颤电极板放置于患者胸前，选择导联，观察患者心电示波。

2. 根据患者情况选择心脏电复律方式。心室扑动、心室颤动等选用非同步电复律；心房颤动、心房扑动、室上性心动过速等心律失常选用同步电复律。

3. 在电极板表面涂以适量导电糊或加用盐水纱布，保证电极板与患者皮肤接触良好。胸外电击除颤电极板的安放位置有两种。①常规位置：将正极侧电极板放置于患者左侧腋中线第 5 肋间，将负极侧电极板放置于患者胸骨右缘第 2～3 肋间，两电极板应相距 10cm以上。②前后位置：正极侧电极板放置于患者左侧乳头下方，负极侧电极板放置于患者左侧肩胛骨下方。

4. 设定所需的电击能量。成人电除颤单向波的电击能量为 360J，双相波的电击能量为120～200J。

5. 将电极板置于患者胸部正确位置，下压相当于 10kg 的压力，使其与患者皮肤紧密接触，再次确认心电图类型，确定无任何人与患者接触。如患者正在吸氧需嘱其他人协助关闭氧源。双手同时按下放电按钮进行放电。

6. 同步电复律除颤后观察患者心电示波，了解除颤效果。非同步电复律除颤后，应立即行 5 个循环心肺复苏，然后观察患者心电示波，判断除颤效果，如有必要可再次除颤。

7. 在电除颤的同时，应积极有效地给予基础生命支持，纠正酸中毒和电解质紊乱。

8. 操作完毕，协助患者采取舒适卧位，安抚患者或视情况进一步进行高级生命支持。

9. 洗手、整理用物、记录。

五、注意事项

1. 早期除颤对心搏骤停者至关重要，因电除颤的时机是治疗成败的决定性因素。在心搏骤停发生 1 分钟内进行除颤，患者存活率可达 90%；超过 12 分钟，则只有 2% ～ 5%。

2. 充电不应过早，最好在放置电极板前完成。否则，如果误碰放电开关，会意外放电。充电后 2 个电极板不应相互接触，应用双手分别持握并保持一定距离，避免误放电。

3. 盐水纱布以浸湿不滴水为宜，防止将大量水带到患者皮肤，引起电能流失或灼伤皮肤；电极板位置应安放准确，与患者皮肤密切接触，保持良好导电。

4. 电击时，任何人不得接触患者及病床，以免触电；且在电击时应停止吸氧，以防引起爆炸。

六、评　价

1. 是否能准确地对患者进行评估和判断。

2. 电极板放置位置是否正确。

3. 电极板是否与患者皮肤紧密接触。

4. 除颤时动作果断、迅速、准确。

5. 操作结束后患者皮肤是否有电灼伤。

6. 操作结束后是否能准确判断除颤效果并给予患者合适的人文关怀。

第 5 节　成人氧气吸入疗法

案例 9-5

患者，男性，75 岁。主诉慢性咳嗽、咳痰、喘息 30 年，2 天前受凉后呼吸困难，咳嗽、咳痰，黄痰、量多，门诊以慢性阻塞性肺疾病收治入院。因呼吸困难加重，意识模糊转入 ICU 治疗。查体：意识模糊，躁动，呼吸 32 次 / 分，口唇及四肢末梢明显发绀。医嘱：立即行动脉血气分析、鼻导管吸氧 3L/min。

问题： 1. 患者为何种程度的缺氧？判断的依据是什么？

2. 护士应采取何种方式为患者吸氧？

氧如同食物和水，是人类赖以生存的必要条件，缺氧会对人体造成重大的影响。氧气吸入疗法是通过给氧，提高患者血氧含量及氧饱和度，改善患者缺氧状态，促进组织新陈代谢，维持机体生命活动的一种治疗手段。根据患者的临床表现及血气分析检查，将缺氧程度分为 3 级，即轻度、中度、重度缺氧。轻度缺氧的患者无明显呼吸困难，轻微发绀，PaO_2 > 50mmHg，SaO_2 > 80%，一般不需给氧；如果患者有呼吸困难可给予低流量氧气吸入。中度缺氧的患者发绀显著，呼吸困难，神志正常或烦躁，PaO_2 30 ～ 50mmHg，SaO_2 60% ～ 80%，需给氧。重度缺氧的患者不仅有发绀和呼吸困难，还出现三凹征，处于神志不清甚至昏迷状态，PaO_2 < 30mmHg，SaO_2 < 60%，须立即给氧。目前常用的吸氧装置有鼻导管、普通面罩、储气囊面罩、可调式面罩等。

一、适应证和禁忌证

1.适应证

（1）低氧血症：一般 $PaO_2 < 60mmHg$，即可给予氧疗。

（2）肺泡通气量降低：如慢性阻塞性肺疾病、中枢等病变引起的肺泡通气量低，除缺氧外还会伴二氧化碳潴留，因此氧疗时应根据氧分压和二氧化碳分压的变化情况选择合适的吸氧浓度。

（3）通气／血液比值失调：氧气疗法对通气／血液比值失调引起的缺氧有较好的疗效。

（4）右向左分流型心脏病：氧气疗法对右向左分流型心脏病导致的低氧血症疗效不佳，需要在机械通气的基础上进行。

（5）弥散功能障碍：吸氧后肺泡氧分压增加，氧快速弥散至毛细血管，缺氧得到纠正。

（6）其他：心输出量减少、严重贫血、一氧化碳中毒、休克、代谢紊乱等。

2.禁忌证　除极少数出现氧中毒的患者外，吸氧一般没有禁忌证。

二、评　　估

1.评估患者年龄、病情、意识状态、呼吸状况、缺氧程度及气道通畅情况。

2.评估患者基础疾病和有无高碳酸血症的风险。

3.评估患者情绪、疾病认知、心理反应及合作程度等。

三、计　　划

1.护士准备　着装整齐，洗手，戴口罩、帽子。

2.患者准备　了解操作目的，愿意配合。

3.用物准备　吸氧装置、氧流量表、湿化瓶、治疗碗（水）、棉签等。

4.环境准备　安静，整洁，温湿度适宜，远离明火、热源。

5.核对医嘱。

四、实　　施

1.核对患者基本信息，解释操作目的（清醒患者），取得配合。

2.协助患者取舒适卧位，紧密安装吸氧管、氧气流量表、湿化瓶（图 9-6）。

3.打开氧气装置开关，遵医嘱设定用氧浓度，调节氧流量（图 9-7）[吸氧浓度（%）= 21+4× 氧流量（L/min）]。

4.使用鼻导管者，将鼻导管前端置于患者鼻孔中，深度约为 1.5cm；使用普通面罩者，应置于患者面部，将带系于患者枕后，松紧适宜，保持面罩与面部贴合。使用储气囊面罩前，应检查单向活瓣是否运转正常，调节氧气流量，以确保使用过程中储气囊保持充盈。将面罩与患者面部贴合，系带于患者枕后，松紧适宜。使用可调式面罩者，应置于患者面部，将系带系于患者枕后，松紧适宜，保持面罩与面部贴合。

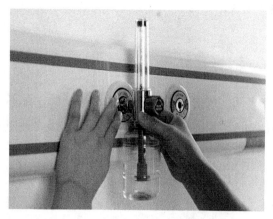

图 9-6　安装吸氧装置

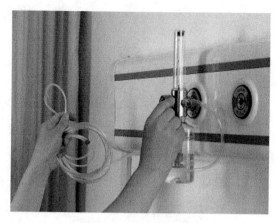

图 9-7　调节氧流量

5.用氧过程中应密切观察患者缺氧的改善情况。

6.安置患者于舒适卧位，如为清醒患者要告知用氧注意事项，记录用氧时间及流量。

7.停氧时，先取下面罩，再关闭流量开关。

8.清理用物，安置患者。

9.洗手，记录。

五、注意事项

1.氧疗过程中应密切观察患者的意识状态、心率、呼吸以及发绀改善程度，严密监测患者的脉搏血氧饱和度和血气分析，遵医嘱调整氧疗方式及浓度，以达到最佳用氧效果，防止氧中毒。

2.应预防并发症的发生，氧疗的并发症包括氧中毒、肺不张、呼吸道干燥、呼吸抑制、高碳酸血症等。

3.应观察患者面部及鼻腔黏膜情况，正确佩戴面罩，对器械下方和周围受压皮肤进行评估。对易发生压力性损伤者，应增加皮肤评估次数，并采取有效预防措施。黏膜干燥时宜使用水基润滑剂涂抹。

4.遵循用氧各项规章制度，确保使用过程中安全、无故障。

5.长期用氧的患者，应每周更换一次性湿化瓶；应观察管路与患者的连接情况，管道破损、断裂或有可见污染时应立即更换。

六、评　价

1.患者缺氧改善，操作规范。

2.患者及其家属了解安全用氧知识。

考点 吸氧浓度计算、氧疗方法

第 6 节　经鼻高流量湿化氧疗

案例 9-6

患者，女性，36 岁。因肺栓塞、下腔静脉血栓形成、下腔静脉滤器置入术后转入 ICU，给予储气面罩吸氧 8L/min，呼吸 28 次 / 分，SpO$_2$ 91%，血气分析：pH 7.459，PaO$_2$ 75mmHg，PaCO$_2$ 28.9mmHg，HCO$_3^-$ 20.7mmol/L。胸部 CT 提示：双侧胸腔积液，双肺下叶肺组织膨胀不全，合并感染不能除外。遵医嘱给予经鼻高流量湿化氧疗，流量 50L/min，氧浓度 70%，温度 37℃。

问题：1. 经鼻高流量湿化氧疗仪如何使用？

　　　2. 使用中护士应该注意什么？

经鼻高流量湿化氧疗（high-flow nasal cannula oxygen therapy，HFNC）是指一种通过持续为患者提供恒定吸氧浓度（21% ～ 100%）、温度（31 ～ 37℃）和湿度的高流量（8 ～ 80L/min）氧疗方式，较传统的氧疗更能维持稳定的血氧饱和度，经鼻高流量湿化氧疗仪已越来越广泛应用于临床（图 9-8）。

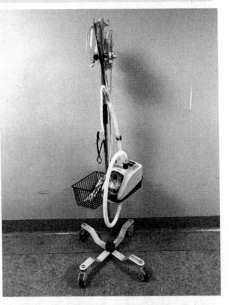

图 9-8　经鼻高流量湿化氧疗仪

一、适应证和禁忌证

1. 适应证

（1）轻、中度 I 型呼吸衰竭（100mmHg ≤ PaO$_2$/FiO$_2$ ＜ 300mmHg）。

（2）轻度呼吸窘迫（呼吸＞ 24 次 / 分）。

（3）轻度通气功能障碍（pH ≥ 7.30）。

（4）对传统氧疗或无创正压通气不耐受或有禁忌证者。

2. 禁忌证

（1）相对禁忌证：①重度 I 型呼吸衰竭（PaO$_2$/FiO$_2$ ＜ 100mmHg）；②通气功能障碍（pH ＜ 7.30）；③气道保护能力差，有误吸高危风险；④血流动力学不稳定，需要应用血管活性药物；⑤面部或上呼吸道手术不能佩戴 HFNC 者；⑥鼻腔严重堵塞；⑦ HFNC 不耐受。

（2）绝对禁忌证：①心搏呼吸骤停，需紧急气管插管进行有创机械通气；②自主呼吸微弱、昏迷；③极重度 I 型呼吸衰竭；④通气功能障碍（pH ＜ 7.25）。

考点 HFNC 的适应证、禁忌证

二、评　　估

1. 评估患者的病情、意识状态、心理状况和合作程度。

2. 评估目前氧疗方式及流量。

三、计　　划

1. 护士准备　着装整洁，洗手，戴口罩、帽子。

2. 患者准备　了解操作目的，愿意配合。

3. 物品准备　经鼻高流量湿化氧疗仪、专用鼻导管或面罩（遵医嘱）、呼吸管路套装（加热呼吸管路、自动装水水罐、转接头）、灭菌注射用水、治疗碗、医用棉签、氧气连接管、氧气流量表。

4. 环境准备　环境宽敞、整洁，温湿度适宜，光线适中。

5. 核对医嘱，连接经鼻高流量湿化氧疗仪电源，开机，通过自检后关闭，拔除电源。

四、实　　施

1. 携用物至患者床旁，确认患者。

2. 协助患者取舒适卧位，取医用棉签蘸取治疗碗内的灭菌注射用水清洁鼻腔。

3. 将经鼻高流量湿化氧疗仪放于低于患者头部高度的台面上，连接电源、氧气流量表。

4. 组装呼吸管路套装各部件。

5. 打开经鼻高流量湿化氧疗仪电源开关，进入参数设置界面，根据医嘱设置：①目标温度选择范围为 37℃、34℃、31℃。②目标流量可选范围为 10 ～ 60L/min。③目标氧浓度可通过调节氧气流量达到。

6. 打开经鼻高流量湿化氧疗仪启动键，开始运行。

7. 遵医嘱给患者佩戴专用鼻导管或面罩　①使用鼻导管：将鼻导管前端小弯侧向下插入鼻腔，固定带套于患者头部，松紧度以患者感觉舒适且不漏气为宜（图 9-9）。②使用面罩：将面罩扣于患者口鼻部，面罩固定带套于患者头部，松紧度以患者感觉舒适且不漏气为宜。

8. 观察患者呼吸频率和脉搏血氧饱和度，并询问患者感受。

9. 停止使用经鼻高流量湿化氧疗仪　①取下患者端鼻导管或面罩；②关闭氧气流量表，待仪器上氧浓度下降至 21% 后，关闭电源开关，拔除电源；③取下氧气流量表。

10. 协助患者取舒适体位，整理床单元、用物，手卫生，记录。

11. 为避免交叉感染，每次使用完毕应为 HFNC 仪进行终末消毒。HFNC 仪消毒方法：连接经鼻高流量湿化氧疗仪电源，按专用消毒管路"开 / 关"键，仪器会自动进入消毒模式，消毒完毕后关机，待管路温度变凉后取下管路，将仪器固定放置。HFNC 仪的表面应用 75% 乙醇或 0.1% 有效氯进行擦拭消毒，鼻导管、湿化罐及管路为一次性物品，按医疗垃圾处理。HFNC 仪的空气过滤纸片应定期更换，建议每 3 个月左右更换 1 次。

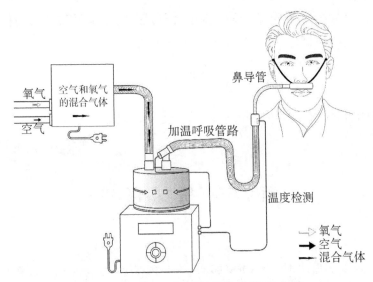

图 9-9 经鼻高流量湿化氧疗仪示意图

五、注意事项

1. 上机前应与患者充分交流，说明治疗目的的同时取得患者配合，患者取半卧位或头高位（＞ 20°）。患者初次使用高流量吸氧装置时，流速和温度都会造成患者不适，患者可能会出现抵触心理，所以护理人员应多关心患者，解释疾病相关知识，消除患者的疑虑，增强患者的信心，避免患者出现紧张焦虑的情绪。

2. 选择合适型号的鼻导管，建议选取小于鼻孔内径 50% 的鼻导管。

3. 注意监测患者生命体征，每 2 小时记录 1 次患者心率、呼吸、血压、体温、脉搏血氧饱和度，同时注意观察意识变化。动态监测动脉血气分析，根据血气分析结果及患者病情变化调整 HFNC 仪参数。

4. 张口呼吸患者需嘱其配合闭口呼吸，如不能配合者且不伴有二氧化碳潴留，可应用面罩方式进行氧疗。

5. 舌后坠伴 HFNC 效果不佳者，先打开口咽通气道，后将 HFNC 鼻导管与口咽通气道开口处连通，如仍不能改善，可考虑无创通气等其他呼吸支持方式。

6. 若患者体质虚弱，无力咳痰，护理人员应给予定时翻身叩背，指导患者深呼吸和有效咳嗽，促进痰液排出。对于不能有效咳嗽的患者应给予吸痰，保持呼吸道通畅。

7. 患者进食后，要指导患者漱口，保持口腔卫生，定时进行温水漱口，保持口腔湿润。

8. 避免湿化过度或湿化不足，密切关注气道分泌物性状变化，按需吸痰，防止因痰堵而导致窒息等紧急事件的发生。

9. 注意管路积水现象并及时处理，警惕误入气道引起呛咳和误吸，应使患者鼻导管位置高于机器和管路水平位。一旦仪器报警，应及时处理管路冷凝水。

10. 若出现患者无法耐受的异常高温，应停机检测，避免灼伤气道。

11. 为克服呼吸管路阻力，建议氧气流量大于 15L/min。

12. 注意调节鼻导管固定带松紧，避免固定带过紧引起颜面部皮肤损伤。

13. 使用过程中如遇仪器报警，应及时查看并处理。

六、评　价

经鼻高流量湿化氧疗仪工作状态正常，患者感觉舒适。

考点 使用 HFNC 仪的注意事项

第 7 节　机械通气

案例 9-7

患者，男性，59 岁。因右侧大面积脑梗死，转入 ICU，给予持续面罩吸氧 5L/min，呼吸 30 次/分，SpO_2 99%。患者突发呼吸窘迫、意识障碍、血压及 SpO_2 下降，急查血气分析，结果显示：pH 7.020，PaO_2 74mmHg，$PaCO_2$ 100mmHg，HCO_3^- 19.8mmol/L，经口咽通气道吸出大量黄色黏痰，给予紧急气管插管、机械通气。

问题：如果你是 ICU 护士，遵医嘱将呼吸机调整好参数并连接患者后应注意什么？

机械通气是利用机械装置来代替、控制或改变自主呼吸运动的一种通气方式，通过建立气道口与肺泡间的压力差，改善或维持通气功能，纠正低氧血症和高碳酸血症。按照呼吸机与患者的连接方式可分为两类：有创机械通气和无创机械通气。

一、有创机械通气

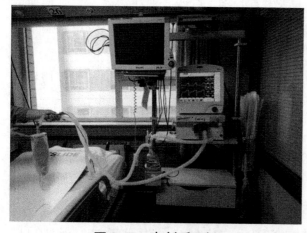

图 9-10　有创呼吸机

有创机械通气是指通过气管插管或气管切开套管为患者进行通气的方式。与无创机械通气相比，优点为气路密闭性好，可保证精确的通气，监测装置完整；缺点为患者痛苦较大，耐受度差，影响讲话、咳嗽和进食，局部压迫有创伤等（图 9-10）。

（一）适应证和禁忌证

1. 适应证　各种病因导致的通气和（或）换气功能障碍的患者。

（1）中枢或周围性呼吸抑制和停止：脑血管病、脑外伤、脑炎、癫痫持续状态，各种原因所致的脑水肿及重症肌无力等。

（2）中毒所致的呼吸抑制。

（3）胸、肺部疾病：急性呼吸窘迫综合征、严重肺炎、慢性阻塞性肺疾病、重症哮喘、气胸、肋骨骨折等无法纠正的低氧血症。

（4）循环系统疾病：急性肺水肿、急性心肌梗死所致的心搏骤停等。

（5）睡眠呼吸暂停综合征：对阻塞型、中枢型及混合型均可应用。

（6）重大手术：心脏直视下手术、体外循环、胸肺部大手术后。

2. 禁忌证　机械通气无绝对的禁忌证，存在下列相对禁忌证时，宜慎重使用。

（1）气胸及纵隔气肿未行引流者。

（2）肺大疱及肺囊肿。

（3）呼吸道严重灼伤。

（4）严重肺出血。

（5）气管 - 食管瘘。

（二）评估

1. 评估患者病情、生命体征、意识状态、心理状况。

2. 评估患者是否有机械通气的指征和相对禁忌证。

3. 评估目前氧疗方式及流量。

（三）计划

1. 护士准备　着装整洁，洗手，戴口罩、帽子。

2. 患者准备　使用前向患者和家属解释有创机械通气的目的，签署知情同意书。

3. 物品准备　中心氧气源、有创呼吸机、呼吸机管路、湿化罐、灭菌注射用水、模拟肺、简易呼吸器、建立人工气道用物、吸痰用物和药物等。

4. 环境准备　环境宽敞、整洁，温湿度适宜，光线适中。

5. 呼吸机准备　①安装呼吸机管路、湿化罐（湿化罐内注入灭菌注射用水至水位线，调节湿化罐温度为 37°），将呼吸机接头连接模拟肺；②连接呼吸机电源；③将呼吸机的氧气管路及压缩空气管路的接头插于中心氧气和压缩空气的接口上；④打开呼吸机开关；⑤呼吸机通过自检后，设置呼吸机模式和参数、报警限值；⑥启动通气，观察模拟肺的起伏、呼吸机运行情况及有无异常报警。

（1）常见的呼吸机模式

1）控制通气：控制通气（control ventilation，CV）是指呼吸机完全替代患者的自主呼吸，其呼吸频率、潮气量、吸呼比、吸气流速均按预设值进行。目前 CV 有容量控制和压力控制两种形式。

2）同步间歇指令通气：同步间歇指令通气（synchronized intermittent mandatory ventilation，SIMV）是控制通气与自主呼吸结合的呼吸模式。指令呼吸是以预设频率给予容量控制或压力控制，在两次指令通气之间允许患者自主呼吸，指令呼吸与患者的自主呼吸同步。需要设置潮气量和压力控制水平、呼吸频率、吸呼比、触发灵敏度等。

3）压力支持通气：压力支持通气（pressure support ventilation，PSV）属于部分通气支持模式，患者在自主呼吸的前提下触发吸气时，呼吸机以预设压力释放出气流，患者每次吸气都能接受一定水平的压力支持，以克服气道阻力，减少呼吸做功，增加吸气幅度和吸入潮气量。

4）持续气道正压通气：持续气道正压通气（continuous positive airway pressure，CPAP）是指患者在使用呼吸机过程中，气道压力在吸气相和呼气相都保持相同水平。当患者吸气使气道压低于气道正压通气水平时，呼吸机通过持续气流或按需气流供气，使气道压维持气道正压通气水平；当呼气使气道压高于气道正压通气时，呼气阀打开释放气体，使气道压维持在气道正压通气水平。

（2）通气参数的调节

1）潮气量（tidal volume，VT）：一般为 8～12ml/kg，但随着气压伤被逐渐认识，目前广泛推荐的是较小的潮气量 6～8ml/kg。

2）吸气压力：在使用压力控制模式时，一般成人先预设 15～20cmH₂O，再根据潮气量进行调整。

3）呼吸频率：根据分钟通气量、目标 $PaCO_2$ 水平进行设定，一般成人设定为 12～20次/分。

4）呼气末正压（PEEP）：设置呼气末正压的作用是使萎陷的肺泡复张，增加功能残气量，提高肺的顺应性，改善通气和换气功能。

5）吸呼比（I/E）：一般为 1：（1.5～2）。

6）吸入氧浓度（FiO_2）：机械通气初始阶段，可给予高浓度氧，以迅速纠正严重缺氧，之后依据目标动脉血气结果、血流动力学状态、平均气道压、呼气末正压水平，酌情降低吸入氧浓度至 50% 以下，并设法维持 SpO_2 ＞ 90%。

（四）实施

1. 确认患者的基本信息，选择合适的体位，若无禁忌证一般取仰卧位，应将床头抬高30°～45°。

2. 建立人工气道并固定　人工气道的建立方法包括：①经口气管插管；②经鼻气管插管；③经皮气管切开套管；④开放式气管切开套管。

3. 连接呼吸机　确认呼吸机运行正常、人工气道位置准确后，将呼吸机管路接口与模拟肺断开，连接患者的人工气道。

4. 监测　①监测生命体征，脉搏血氧饱和度、听诊呼吸音，观察呼吸机与患者是否同步，做好呼吸机各项指标数值的监测与记录，及时排除各种报警。②使用呼吸机后 30min 复查动脉血气，并根据血气结果调节呼吸机参数，预防过度通气、通气不足等并发症。③观察治疗效果，及时发现病情变化，通知医师给予处理。

5. 安置患者　患者躁动、意识障碍，可遵医嘱给予镇静药物治疗，必要时肢体约束，防止管路滑脱。

6. 撤机　停止使用时，断开呼吸机管路与患者人工气道的连接，关闭呼吸机主机、湿化罐、空气压缩机电源，将呼吸机氧气管路及压缩空气管路的接头从中心氧气和压缩空气的接口上拔出。

7. 整理用物，手卫生，记录。

8. 终末消毒处理　①撤除呼吸机管路及湿化装置，一次性管路、过滤器等物品弃于医疗垃圾收集袋；②按照说明书对呼吸机进行清洁擦拭。

（五）注意事项

1. 在使用呼吸机前应对其进行全面检查。

2. 在医师指导下调好参数。

3. 要做好基础护理，预防并发症，包括：①病室空气清新，保持室内温湿度适宜；②做好皮肤护理，定时协助患者更换体位，保持床单元干燥清洁，防止出现压力性损伤；③做好口腔护理；④协助患者保持肢体功能位，并进行肢体功能锻炼。

4. 要与患者建立有效的沟通方式，了解患者的心理障碍及需求，提供必要的帮助，鼓励患者克服当下困难。

5. 应听诊双肺呼吸音，检查通气效果，随时检查气管导管插入深度，选用适当的牙垫固定气管导管。评估患者情况，适当给予镇痛、镇静，减少患者不适，预防患者意外拔管。按需吸痰，根据痰液性质选择适当的气道湿化方式。定时监测套囊压，维持套囊压力在 $25 \sim 30cmH_2O$，可避免误吸和气管黏膜损伤。

6. 及时倾倒冷凝水，防止逆流回气道。

7. 呼吸机报警后要立即检查报警原因，必要时通知医师处理。

8. 床旁备有简易呼吸器及氧气吸入装置，当发生停电、呼吸机无蓄电池或呼吸机突然发生故障时，应立即将患者的人工气道与呼吸机脱离，用简易呼吸器连接氧气进行人工呼吸。

（六）评价

呼吸机运转正常，患者与呼吸机同步，没有报警。

考点 使用有创机械通气的注意事项

二、无创机械通气

无创机械通气是指通过鼻罩、口鼻面罩或全脸面罩等无创方式将患者与呼吸机（图 9-11）相连，为患者进行正压辅助通气。与有创机械通气相比，无创机械通气痛苦小，应用较为灵活，可试用及间断应用，能够避免人工气道开放导致的肺部感染等问题。

（一）适应证和禁忌证

1. 适应证　无创机械通气适用于各种系统疾病导致的轻中度慢性或急性呼吸衰竭。

2. 禁忌证

（1）意识障碍。

（2）呼吸微弱或停止、心搏停止。

（3）无力清洁气道或具有较高的误吸风险。

（4）严重的脏器功能不全。

（5）未经引流的气胸或纵隔气肿。

（6）严重腹胀、肠梗阻。

（7）上呼吸道或颌面部损伤、术后、畸形致上呼吸道梗阻。

（8）不能配合无创机械通气或有鼻（面）罩不适。

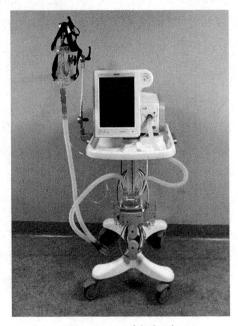

图 9-11　无创呼吸机

（9）近期食管、胃肠道手术或出血。

（二）评估

1. 患者病情、意识状态、面部皮肤、脉搏血氧饱和度及生命体征、心理状况、合作程度。

2. 自主咳嗽及咳痰能力。

3. 患者是否有无创机械通气的指征和禁忌证。

4. 目前氧疗方式及流量。

（三）计划

1. 护士准备　着装整洁，洗手，戴口罩、帽子。

2. 患者准备　了解操作目的，愿意配合。

3. 物品准备　中心氧气源、无创呼吸机、湿化罐、氧气流量装置、呼吸机管路（含集水杯）、灭菌注射用水、口鼻面罩或鼻罩等。

4. 环境准备　环境宽敞、整洁，温湿度适宜，光线适中。

5. 核对医嘱，无创呼吸机准备　①安装呼吸机管路和湿化罐；②接通无创呼吸机电源，连接中心氧气源；③正确连接呼吸回路、氧气连接管、口鼻面罩或鼻罩；④湿化罐连接灭菌注射用水；⑤开机后，呼吸机自动进入自检模式，显示屏上显示参数设定界面，包括吸气压力、呼气压力、呼吸频率等，根据患者病情及耐受程度，遵医嘱调节无创呼吸机参数；⑥关机。

（1）常用通气模式：常用通气模式有 3 种，即持续气道正压（continuous positive airway pressure，CPAP）模式、自主（spontaneous，S）模式、时间（timed，T）模式。在自主模式或时间模式中，呼气末的基线压力称为呼气相压力（expiratory positive airway pressure，EPAP）；吸气时在气道所增加的压力称为吸气相压力（inspiratory positive airway pressure，IPAP），该吸气相压力在自主模式中是由患者触发启动，流量切换终止；而时间模式则是由时间触发，时间切换终止。

（2）通气参数的调节：参数设置范围如下。吸气相压力（IPAP）6 ～ 25cmH$_2$O；呼气相压力（EPAP）4 ～ 12cmH$_2$O；呼吸频率（f）：12 ～ 16 次 / 分；吸氧浓度调整以 SpO$_2$ ＞ 90% 为宜。

（四）实施

1. 将无创呼吸机推至患者床旁。

2. 确认患者的基本信息，协助患者选择合适的体位，若患者无禁忌证一般取半卧位，保持床头抬高 30° ～ 45°。

3. 选择合适的空间位置摆放无创呼吸机，连接电源，开机。

4. 确认无创呼吸机运行正常后，为患者佩戴口鼻面罩或鼻罩，确保佩戴舒适，头带松紧以不漏气为宜（通常可容 1 ～ 2 指），将无创呼吸机管路与患者鼻面罩相连接。

5. 密切观察患者佩戴呼吸机后的意识、生命体征、脉搏血氧饱和度、血气分析等情况，及时向医师汇报。并询问患者感受，指导其放松，尽量用鼻呼吸。

6. 安置患者，若患者有躁动遵医嘱给予约束。

7. 停止使用无创呼吸机时，先断开呼吸机管路与患者口鼻面罩或鼻罩的连接，再关闭无创呼吸机开关，摘下口鼻面罩或鼻罩。

8. 整理用物，手卫生，记录。

9. 终末消毒处理　①撤除呼吸机管路及湿化装置，一次性管路、过滤器等物品弃于医疗垃圾收集袋；②按照说明书对呼吸机进行清洁擦拭。

（五）注意事项

1. 避免饱餐后使用无创机械通气，一般在餐后 30 分钟进行治疗，治疗过程中协助患者取半卧位，避免误吸。

2. 密切观察病情，如意识、脉搏血氧饱和度、生命体征、血气分析等。

3. 观察无创呼吸机运行情况，注意潮气量、有无漏气、人机同步情况、管道有无积水等。

4. 指导患者主动配合，若分泌物多而患者无力排痰时，视病情予以辅助排痰。

5. 无创机械通气通常用于神志清醒的患者，容易产生焦虑心理。因此使用前应向患者做好宣教，解释应用的重要性和可能出现的问题，鼓励患者配合治疗，避免过度紧张。指导患者用鼻呼吸，尽量避免张口呼吸，以做好同步呼吸。

6. 及时补充湿化液，每日要更换湿化罐中的湿化液，湿化液注入的高度不能超过湿化罐标记的刻度。

7. 及时调整头带松紧度，在患者耐受的范围内尽量减少漏气。在佩戴无创呼吸机初期，可在口鼻面罩或鼻罩接触的皮肤处贴透明贴膜或以其他方式保护皮肤，防止面部皮肤出现压力性损伤。

8. 及时倾倒冷凝水，防止冷凝水反流入面罩。

（六）评价

呼吸机运转正常，患者与呼吸机同步；患者感觉舒适、无漏气。

考点　使用无创机械通气的注意事项

第 8 节　振动排痰仪

案例 9-8

　　患者男性，63 岁。因术后第 3 天突发寒战、憋气、口唇发绀转入 ICU，心率 119 次 / 分，SpO_2 80%，体温最高 39.9℃，立即给予面罩吸氧 10L/min，SpO_2 96%。床旁 X 线胸片示：左下肺野新发渗出性改变或肺组织膨胀不全。考虑 SpO_2 下降可能与痰栓堵塞相关，为充分排痰，医嘱给予振动排痰仪治疗。

问题： 应用振动排痰仪治疗时，护士应该注意什么？

　　振动排痰仪是根据物理定向叩击原理设计的医疗设备，用于排除和移动呼吸道分泌物及代谢废物（图 9-12）。

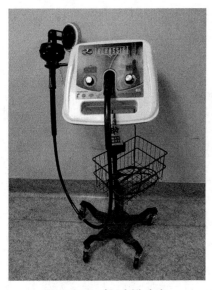

图 9-12　振动排痰仪

一、适应证和禁忌证

1. 适应证

（1）治疗呼吸系统疾病，有效清除呼吸系统分泌物，减少细菌感染，改善肺部血液循环，如哮喘、支气管扩张、慢性阻塞性肺疾病、慢性支气管炎、急性肺炎等。

（2）术后或体弱患者、昏迷患者的呼吸道护理，保持呼吸道通畅，预防呼吸道感染等并发症，如外科手术后患者、气管切开术后等。

2. 禁忌证　①皮下感染；②肺结核、气胸及胸壁疾病；③肺脓肿；④凝血机制异常；⑤肺部血栓；⑥肺出血及咯血。

考点　使用振动排痰仪的禁忌证

二、评　　估

1. 患者的年龄、体重、病情、肢体活动能力、心功能状况。

2. 有无骨折，引流管或牵引治疗等。

3. 患者的合作能力。

三、计　　划

1. 护士准备　着装整洁，洗手，戴口罩、帽子。

2. 患者准备　了解操作的目的，愿意配合。

3. 物品准备　振动排痰仪、叩击头等。

4. 环境准备　环境宽敞、整洁，温湿度适宜，光线适中，注意保护患者的隐私，必要时使用屏风遮挡。

5. 核对医嘱，准备振动排痰仪　准备叩击头：①年老体弱、胸部外伤后选择圆形海绵接头。②青壮年选择圆形滑面橡胶接头。③带有胸腔闭式引流管的患者选择小号圆形海绵接头。连接电源，开机试运行，选择振动频率设定旋钮至所需频率，确定仪器振动正常。

四、实　　施

1. 携振动排痰仪至患者床旁。

2. 确认患者，向患者做好解释工作，并协助患者取坐位或侧卧位，选择治疗部位。

3. 连接电源并开机，遵医嘱设定振动频率及治疗时间。

（1）设置频率：转动振动频率设定旋钮至所需频率，一般选择 20～30Hz。

（2）设定时间：转动振动时间设定旋钮至所需时间（遵医嘱）。一般设定为 5～20 分钟。

4. 振动治疗

（1）站在患者治疗侧，双手一前一后握住叩击头操作杆，将叩击头与患者肋缘充分紧密贴合，此时胸壁承受压力为 1kg 左右。

（2）叩击时叩击柄上箭头始终向着气管，并在痰多的部位稍停留。操作时，振动排痰仪的叩击头应避开胃肠、心脏，叩击头应从外向内，自下而上循环进行。为手术后患者振动排痰时，注意振动排痰位置应避开伤口 10cm 以上。

5. 在振动治疗过程中，注意观察患者呼吸、心率变化，倾听患者主诉，询问患者耐受情况，有无胸闷、憋气、心悸、疼痛等不适，若有应及时告知医师给予处理。

6. 治疗结束后，关闭开关，切断电源。

7. 协助患者咳嗽、咳痰，观察排痰效果，评估患者痰液的颜色、黏稠度、量。

8. 协助患者取舒适体位，整理床单元、用物，洗手、记录。

9. 推仪器回处置室，取下一次性叩击头，弃入医疗垃圾袋内，用 75% 乙醇溶液擦拭仪器后归位。振动排痰仪应按照说明书进行消毒、检查及保养。

五、注意事项

1. 在使用振动排痰仪前护士应充分了解患者的病情，听诊呼吸音，通过 X 线胸片了解肺部感染的部位，了解患者体质等，以便选择适当的频率、体位及治疗时间。

2. 操作时间宜选择在患者进餐前 1～2 小时或餐后 2 小时。治疗前 20 分钟进行雾化吸入，治疗后 5～10 分钟嘱患者咳嗽排痰或给予吸痰。遵医嘱，每天治疗 2～4 次。

3. 在振动排痰治疗过程中，护士应注意观察患者的面部表情，生命体征，咳嗽、咳痰情况，出现呼吸困难或颅内压增高症状时立即停止操作，待症状缓解后再进行。如操作部位出现出血点、皮肤瘀斑，患者咳出新鲜的血痰，出现明显心悸并伴血压等生命体征的改变，应停止操作。根据患者情况及时调整振动力度、振动频率和治疗时间，保证力量的均匀和频率的稳定。在调整频率过程中，应手持治疗头并暂时脱离患者身体。

六、评　　价

患者可以耐受，无不适。

考点　使用振动排痰仪的注意事项

第 9 节　连续性血液净化

案例 9-9

　　患者，男性，45 岁。既往有慢性肾功能不全、高血压。近 1 周尿量约 500ml/d，今日突然出现胸闷憋气，不能平卧，查体：心率 110 次 / 分，呼吸 35 次 / 分，血压 180/105mmHg，实验室检查血肌酐 800μmol/L、血钾 6.1mmol/L、乳酸 3.0mmol/L。考虑为慢性肾功能不全急性发作、急性心力衰竭、肺水肿。

问题：请问采取哪种治疗措施能够最有效地缓解患者症状？

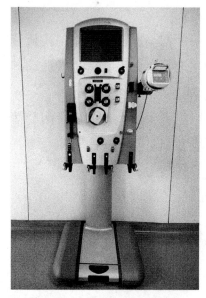

图 9-13 血液净化治疗仪

连续性血液净化（continuous blood purification，CBP）又名连续性肾脏替代治疗（continuous renal replacement therapy，CRRT），是利用弥散、对流、吸附、渗透等原理，连续性清除体内多种代谢产物、毒物、药物的致病性生物分子，调节体液电解质及酸碱平衡的过程。连续性血液净化是保护和支持器官功能的治疗方法，由于它具有良好的溶质清除效应和血流动力学稳定性，为多种药物治疗和营养支持等提供平台，对多脏器功能起支持作用，已成为重症医学科中的重要治疗手段。连续性血液净化常用的方法有血液透析、血液滤过、血液滤过透析、血液灌流、血浆置换、免疫吸附等，临床上一般通过血液净化治疗仪（图 9-13）来完成。

一、适应证和禁忌证

1.适应证

（1）肾疾病：①重症急性肾损伤伴血流动力学不稳定或需要持续清除过多水或毒性物质，如急性肾损伤合并严重电解质紊乱、酸碱代谢失衡、心力衰竭、肺水肿、脑水肿、急性呼吸窘迫综合征、外科术后、严重感染等。②慢性肾病并发症合并急性肺水肿、尿毒症脑病、心力衰竭、血流动力学不稳定等。

（2）非肾疾病：多器官功能障碍综合征、脓毒血症或感染性休克、急性呼吸窘迫综合征、挤压综合征、乳酸酸中毒、急性重症胰腺炎、心肺体外循环手术、慢性心力衰竭、肝性脑病、药物或毒物中毒、严重容量负荷、严重电解质和酸碱代谢紊乱、肿瘤溶解综合征、热射病等。

2.禁忌证　无绝对禁忌证，但存在以下情况时应慎用。

（1）无法建立合适的血管通路。

（2）难以纠正的低血压。

（3）存在血栓高度风险的患者。

（4）恶病质，如恶性肿瘤伴全身转移。

二、评　　估

1.患者治疗的目的，适应证、禁忌证。

2.患者各项检查指标，患者既往史、现病史，目前状况。

3.患者生命体征。

4.患者血管通路情况。

三、计　　划

1. 护士准备　着装整齐，洗手，戴口罩、帽子。

2. 患者准备　了解治疗的目的及重要性，配合治疗。

3. 物品准备　血液净化治疗仪、血液滤过管路、透析液、抗凝剂、10% 葡萄糖酸钙溶液，以及注射器、无菌治疗巾、无菌敷料、乙醇棉球、碘伏棉球等。

4. 环境准备　环境宽敞、整洁，温湿度适宜，光线适中。

5. 医师向患者及其家属交代病情，解释 CRRT 治疗的必要性及方法、可能发生的后果及并发症，签署知情同意书。

6. 核对医嘱，备齐用物。

四、实　　施

1. 将仪器及治疗物品推至患者床旁，核对患者信息。

2. 连接血液净化治疗仪电源、开机，完成仪器开机自检。

3. 遵医嘱选择治疗方式，按照显示屏提示步骤，逐步安装血液滤过管路，并连接抗凝剂、10% 葡萄糖酸钙溶液，完成仪器预冲。

4. 患者取舒适体位，按照无菌原则消毒中心静脉端口，用注射器抽出导管内封管液，观察导管通畅性，并将中心静脉导管与血液滤过器引血端和回血端连接。

5. 按"开始"键启动治疗，遵医嘱设置血流量、置换液流速、透析液流速、超滤液流速，以及抗凝剂、10% 葡萄糖酸钙溶液输注速度等参数，初始血流量设置在 100ml/min 以下为宜，观察患者血流动力学情况，逐步调整血流量速度至目标治疗量速度。

6. 妥善固定管路，无菌治疗巾包裹留置导管连接处。

7. 再次核对各项参数设置是否正确及管路连接是否紧密。

8. 密切观察患者生命体征以及机器是否正常运行。根据机器报警提示，及时更换置换液、透析液、废液袋。

9. 整理用物，洗手，记录。

五、注 意 事 项

1. 根据医嘱正确选择机器、治疗模式，准备滤器及管路。

2. 管路安装过程中应严格遵循无菌原则，预防感染。

3. 预充过程中充分排净血液滤过器和管路中的气体，预防血栓形成。

4. 每小时评估管路及血液滤过器情况，及时处理报警，保证机器的正常运行。

5. 体温 < 35.5℃，畏寒、寒战、四肢末梢湿冷，考虑为低体温，应将置换液加温器温度提高并注意保暖。

6. 患者出现头晕乏力、出冷汗、恶心、呕吐，考虑为低血压，应减少滤过量，必要时遵医嘱补充晶体液或胶体液。

7. 患者出现胸闷、心悸、憋气、血压下降时，考虑为过敏反应，遵医嘱给予糖皮质激素及抗组胺类药物，不能缓解者应结束治疗。

8. 观察患者各种引流液颜色、大便颜色、伤口渗血、牙龈出血等情况。考虑抗凝剂过量会引起出血，遵医嘱根据不同的抗凝剂给予相应的拮抗措施，肝素或低分子肝素过量给予适量的鱼精蛋白；枸橼酸钠过量应补充钙制剂。

9. 确保管路妥善固定、连接紧密，防止管路滑脱。

10. 随时观察患者穿刺部位情况，如有出血应立即压迫止血，必要时遵医嘱给予止血等对症处理。

11. 回抽导管不畅、有血凝块，患者穿刺肢体出现肿胀、疼痛等，应警惕血栓形成。出现深静脉血栓时，应及时拔管，遵医嘱按深静脉血栓形成方案对症治疗。

12. 预防并发症的发生，连续性血液净化的并发症包括失衡综合征、透析器反应、低血压、出血、发热、空气栓塞、电解质紊乱和心律失常等。

六、评　　价

1. 治疗过程中血液净化治疗仪运转正常，各项报警处理及时有效。
2. 护患沟通良好，患者知道治疗的目的，积极配合治疗。

考点 血液净化治疗过程中常见的并发症

第 10 节　主动脉内球囊反搏

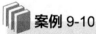

案例 9-10

患者男性，41 岁。主因间断胸痛 3 天，加重 3 小时，急诊以急性广泛前壁心肌梗死行急诊冠状动脉造影＋经皮冠状动脉介入治疗（PCI）术，造影提示患者左主干完全闭塞。术中患者血压 80/50mmHg，面色苍白、大汗、烦躁不安，血流动力学不稳定，频发短暂室性心动过速，阵发性心房颤动，术中行右侧股动脉穿刺置入 IABP。

问题：1. 该患者使用 IABP 的目的是什么？

2. 术后对该患者观察的注意事项有哪些？

主动脉内球囊反搏（intra-aortic balloon pump，IABP），是将一定容积的球囊放置于胸主动脉部位，球囊通过导管与体外压力泵相连，内部填充氦气，使球囊充盈与排空限定在特定的时限，提高冠状动脉的灌注，改善心肌供血，应用 IABP 支持治疗可增加冠状动脉血流速度，降低左心室后负荷，改善心脏功能。在临床上主要通过主动脉球囊反搏仪（图 9-14）来完成，为救治重症心脏疾病患者的有效设备。

一、适应证和禁忌证

1.适应证

（1）在急性心肌梗死患者中，IABP主要应用于3种情况：①血流动力学不稳定，但需要在循环支持下行外科或介入治疗；②急性心肌梗死并发心源性休克，经药物治疗无效，血压持续下降者；③个别情况下，用于对纯氧吸入、β受体阻滞剂、硝酸酯类药物无反应的持续性胸痛患者。

（2）急性心肌梗死并发心室间隔穿孔、乳头肌功能不全、急性室壁瘤伴有明显血流动力学障碍者。

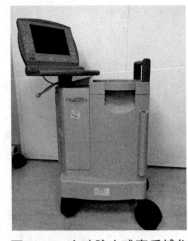

图9-14　主动脉内球囊反搏仪

（3）高危因素患者的预防性应用，如用于术前心功能Ⅳ级、左室射血分数＜30%的患者。

（4）手术过程中发生的低心输出量综合征等。

（5）心脏手术后低心输出量综合征有下列表现者：①收缩压＜90mmHg；②中心静脉压＞15mmHg。③左心房压＞20mmHg；④尿量＜0.5ml/（kg·h）；⑤应用大剂量辅助心功能药物无效；⑥末梢循环不良。

（6）心脏移植后的循环辅助。

2.禁忌证

（1）主动脉瓣严重关闭不全。

（2）主动脉病变，如主动脉瘤或主动脉损伤等。

（3）严重凝血机制障碍。

（4）脑出血或不可逆的脑损伤。

（5）心脏畸形矫治不满意。

（6）终末期心脏病。

二、评　　估

1.评估患者生命体征、神志、身高、体重等，准备相应型号的IABP导管。

2.评估穿刺部位皮肤完整性、皮温、足背动脉搏动等。

三、计　　划

1.护士准备　着装整齐，洗手，戴口罩，穿手术衣，戴无菌手套。

2.患者准备　了解治疗的目的及重要性，配合治疗。

3.物品准备　IABP仪、型号适合患者的IABP导管，电极片（5片）、生理盐水（500ml）、肝素钠，加压袋，动脉穿刺鞘管，压力套装等。

4.环境准备　环境安静、整洁，符合介入手术要求的治疗环境。

5.医师向患者及家属交代病情，解释IABP治疗的必要性及方法、可能发生的后果及并发症，签署知情同意书。

6.核对医嘱，备齐用物。

四、实 施

1.准确核对患者信息，患者平卧位，遵医嘱备皮，以无菌巾遮盖私密部位。

2.护士术中配合

（1）连接心电监测使反搏仪获取心电信号，注意妥善固定电极片，电线合理摆放。

（2）协助医师穿刺消毒，配制肝素盐水并预充压力套装，连接反搏仪压力线缆。

（3）协助医师连接 IABP 导管，开机备用。

（4）医师进行 IABP 操作中，护士应严密观察患者的生命体征，及时向医师汇报心率和血压的变化，发现问题及时向医师汇报并做好相应处理。

（5）医师送 IABP 仪导管到理想位置并观察压力波形，确认为动脉压力后将 IABP 仪的换能器放置在心脏水平位校正零点，按"开始"键开始反搏，观察反搏效果，遵医嘱选择有效触发方式，最常用的触发方式为心电图触发。

（6）安装完毕，整理用物，手卫生，观察并记录生命体征变化。

五、注意事项

1.置管后应行 X 线检查，确定气囊位置是否合适，正确位置气囊应放置于降主动脉，其尖端通常位于左锁骨下动脉远侧。

2.严密观察反搏压、动脉压力波形等情况，发现异常及时处理。

3.预防因心律失常所导致球囊反搏失效，若发现反搏波形明显变小甚至消失，提示反搏球囊测压导管打折或堵塞，应及时处理。

4.IABP 时，患者应绝对卧床，取平卧位，可适当抬高床头（不超过 45°）。护士应每隔 2 小时为患者向球囊反方向翻身 1 次，采用轴线翻身法，翻身幅度一般不超过 40°。

5.严密监测患者的生命体征，尤其是患者的心率、心律及血压变化，每 30～60 分钟记录 1 次。

6.密切观察患者股动脉置管处有无渗血、渗液、红肿及分泌物形成。如有应及时给予穿刺置管处换药。观察患者术侧肢体皮肤颜色、肤温、足背动脉搏动等情况，并与健侧肢体比较。

7.保证球囊导管通畅，每 1～2 小时用肝素盐水冲管 1 次。检查各导管连接处有无松动、血液反流等现象。

8.沿大腿纵向妥善固定好球囊导管，避免导管移位、扭曲或脱落。

9.需要准确记录每小时尿量和 24 小时出入量，必要时给予留置导尿管。

10.抗凝治疗前遵医嘱监测凝血功能，同时注意观察有无出血、凝血迹象。

11.根据患者病情和卧床时间，给予气垫床等护理措施预防压力性损伤。

12.判断 IABP 辅助有效的指标：升压药用量逐渐减少；心输出量增加；血压逐渐回升；心率、心律恢复正常；尿量增加；末梢循环改善，手脚变暖。

13. 由于应用 IABP 的患者病情危重，大多存在忧虑、恐惧心理，在使用前要反复向患者及其家属解释其必要性、有效性和安全性，增强患者战胜疾病的信心，同时术后应保持病室环境安静、整洁，温度适宜，使患者感到舒适，避免强光照射，确保患者休息和睡眠。

14. 预防并发症的发生，IABP 的并发症包括主动脉壁损伤或穿孔、下肢缺血、动脉栓塞、感染、气囊破裂、血小板减少症。

六、评　　价

IABP 仪运转正常，无报警或报警处理及时有效。

考点 应用 IABP 仪治疗时的体位护理措施

第 11 节　体外膜氧合

体外膜氧合（extracorporeal membrane oxygenation，ECMO）是将血液从体内引流到体外，经体外膜氧合仪（图 9-15）氧合后再用血泵将血液注回患者体内，起到部分心、肺替代作用，可维持人体脏器组织氧合血供的技术，使心脏和肺得到充分休息，为心肺功能的恢复或脏器移植赢得时间。临床上常用的模式有静脉 - 动脉（VA）模式和静脉 - 静脉（VV）模式，主要用于对重症呼吸功能不全和心脏功能不全的支持。

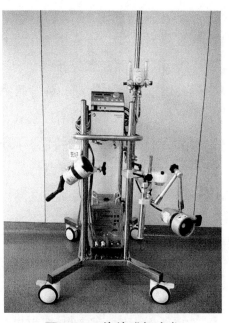

图 9-15　体外膜氧合仪

一、适应证和禁忌证

1. 适应证

（1）循环支持：①心脏手术后的心源性休克；②心脏移植前的过渡时期；③急性重症心肌炎；④心肌梗死引起的心源性休克。

（2）呼吸支持：①重症肺炎；②急性呼吸窘迫综合征；③新生儿的呼吸疾病，如新生儿肺动脉高压等；④肺移植。

2. 禁忌证　①不可逆的脑死亡；②慢性阻塞性肺疾病合并成人呼吸窘迫综合征；③持续进展的退化性全身性疾病；④不可控制的出血。

二、评　　估

患者的病情、穿刺部位的皮肤及血管条件。

三、计　　划

1. 护士准备　着装整齐，洗手，戴口罩、帽子，做好标准预防。

2. 患者准备　清洁患者皮肤，备皮，注意保暖。应在全身肝素化建立之前完成各种中心静脉和外周血管穿刺置管操作。

3. 物品准备　体外膜氧合仪、体外膜氧合仪穿刺包、体外循环插管、体外膜氧合仪专用耦合剂、管道钳、无菌手套、无菌手术衣、换药包、一次性注射器、消毒剂、无菌棉垫、无菌透明敷料、无菌纱布、弹性绷带，遵医嘱准备置管所需药品等。

4. 环境准备　尽可能将患者置于单间病房，床旁备好抢救物品及药品。

5. 设备准备　检查电源是否正常，空氧混合器、离心泵、离心泵手动摇把、变温水箱是否安装到位。

6. 医师向家属交代病情，解释体外膜氧合仪辅助循环的必要性及方法、可能发生的后果及并发症等，签署知情同意书。

四、实　施

1. 核对医嘱，备齐用物至患者床旁，核对患者信息。

2. 安装管路、预充排气，再次检查体外膜氧合仪系统内有无气体，机器预充调试完毕，确保一切正常后夹闭动、静脉管路备用。

3. 医师根据选择的治疗模式，在最大无菌屏障下置入静（动）脉导管。

4. 置管成功后护士协助医师连接 ECMO 管路，检查管路各个接头有无渗漏，分别检查台上和台下引血与回血管路情况，确认无误后松开管道钳，遵医嘱设置参数。旋转流量开关，体外膜氧合仪开始运转，并逐渐提高转速使体外膜氧合仪流量达到预计治疗目标。

5. 打开空气、氧气混合器的流量开关，根据预计流量给予适当通气量。观察动脉血颜色，监测动静脉氧饱和度读数是否正常。

6. 固定管路，可用管道钳将管路妥善固定，防止管路意外脱出。管路上所有带三通的接头均须用无菌纱布包裹。

7. 操作中护士应随时观察患者的生命体征变化，如有异常及时向医师汇报并注意有无并发症的出现。

8. 操作完毕后，为患者取舒适体位，整理患者床单元，保持床单元清洁。

9. 清点器械，整理用物，洗手，记录。

五、注意事项

1. 体外膜氧合仪启动初期需要通过转速与对应流量来确认当前插管可以达到的最高辅助流量，而后结合患者的实际情况观察需要辅助的最佳流量。倘若需要的最佳流量低于当前的最高辅助流量，建议在启动 5～10 分钟后逐渐减低转速，降低体外膜氧合仪辅助流量至患者需要的有效辅助流量即可。

2. 如果始终达不到最佳流量，可能需要调整插管位置甚至重新插管。

3. 静脉 - 静脉模式的体外膜氧合仪尚需观察静脉氧饱和度判定再循环比例，调整插管位置和方向来获得适当的再循环，从而获得最佳的辅助效果。

4. 患者取舒适卧位，保持皮肤及床单元清洁，定时改变患者体位，避免局部组织长时间受压，必要时在患者骨隆突处给予减压贴保护，避免压力性损伤的发生。

5. 管路观察注意事项

（1）妥善固定管路，准确记录置管深度，避免牵拉、打折、移位，确保机器正常运转。

（2）严密检查管路各衔接处及侧支，防止漏血或进气。

（3）插管部位每日进行管路维护，更换敷料。

（4）应用体外膜氧合仪治疗的患者，气管插管时要充分镇痛、镇静，防止因患者躁动而使血管导管插管部位渗血，避免管路滑脱。

6. 循环系统观察注意事项

（1）密切观察患者生命体征，如有异常，及时通知医师。

（2）遵医嘱进行动脉血的采集，及时监测机体内环境是否稳定。保持体温在36℃左右，可应用变温水箱通过体外膜氧合仪系统调节温度，也可应用变温毯调整体温。当体温过高时，机体耗氧量增加；体温过低时，易发生凝血和血流动力学紊乱。

（3）观察患者肢体末梢情况。

（4）准确记录患者体液出入量，为医师提供可靠的治疗数据。

7. 呼吸系统观察注意事项

（1）按需吸痰，吸痰时动作要轻柔，切忌损伤黏膜，因为此时患者处于抗凝状态，一旦黏膜破损容易造成气道黏膜出血；同时观察痰液的量、色、性质。

（2）遵医嘱进行肺部物理治疗，利于痰液引流。

（3）早期预防呼吸机相关性肺炎（VAP）的集束化护理措施，预防VAP的发生。

8. 神经系统观察注意事项

（1）定时检查瞳孔，监测有无异常变化，警惕脑出血的发生。

（2）定时对患者神志进行评估。

9. 抗凝管理　定时监测活化凝血时间及活化部分凝血活酶时间，及时调整抗凝剂的用量。

10. 设备观察　护理中密切观察机器运转情况，及时发现氧合功能下降的指标，如脉搏血氧饱和度、血气分析，氧合器出现大量血凝块等，出现严重氧合功能下降时应及时通知医师。

11. 心理护理　应采取多种干预措施，减轻患者的心理压力。适当向患者交代病情，增强其康复的自信心。

12. 预防并发症的发生　体外膜氧合仪治疗的并发症包括出血、栓塞、感染和溶血。

六、评　价

体外膜氧合仪治疗过程顺利，无报警或报警处理及时有效。

考点　应用体外膜氧合仪治疗时管路护理要点

自　测　题

A₁/A₂ 型题

1. 下列不属于使用输液泵目的的是（　　）

A. 准确控制输液速度

B. 使药物速度均匀、用量准确进入患者体内

C. 节约护理人力

D. 保障小剂量药物持续进入体内

E. 为了更科学地实施治疗

2. 微量泵常用的注射器容量为（　　）

A. 10ml　　　　　　B. 20ml

C. 30ml　　　　　　D. 50ml

E. 20ml 或 50ml

3. 鼻饲液的适宜温度是（　　）

A. 18 ～ 20℃　　　B. 28 ～ 30℃

C. 38 ～ 40℃　　　D. 48 ～ 50℃

E. 以上都对

4. 若鼻饲液未用完，正确的处理方式是（　　）

A. 室温下，继续使用

B. 放冰箱保存，24 小时内用完

C. 丢弃，不可再用

D. 放冰箱保存，用完为止

E. 以上都不对

5. 鼻饲管更换的周期是（　　）

A. 每日　　　　　　B. 每周

C. 每 2 周　　　　　D. 每 3 周

E. 每月

6. 升降温毯降温时，不可用于（　　）

A. 高热患者

B. 水肿患者

C. 合并休克，尚未得到彻底纠正的患者

D. 脑出血患者

E. 脑外伤患者

7. 同步心脏电复律的适应证应除外（　　）

A. 心室颤动　　　　B. 心房颤动

C. 心房扑动　　　　D. 室上性心动过速

E. 室性心动过速

8. 对心搏骤停患者，院外须完成除颤的最佳时间是（　　）

A. 1 分钟内　　　　B. 2 分钟内

C. 3 分钟内　　　　D. 4 分钟内

E. 5 分钟内

9. 对心搏骤停患者，院内多久以内完成除颤的效果最佳（　　）

A. 1 分钟　　　　　B. 2 分钟

C. 3 分钟　　　　　D. 4 分钟

E. 5 分钟

10. 临床上低氧血症是指血氧饱和度低于（　　）

A. 100%　　　　　B. 96%

C. 90%　　　　　　D. 80%

E. 60%

11. 临床上缺氧分为 3 度，轻度缺氧是指 PaO_2 为（　　）

A. 80 ～ 100mmHg　B. 60 ～ 80mmHg

C. 40 ～ 60mmHg　D. 小于 40mmHg

E. 以上都不对

12. 使用 HFNC 时，鼻导管应小于鼻孔内径的（　　）

A. 30%　　　　　　B. 40%

C. 50%　　　　　　D. 60%

E. 70%

13. 下列不属于人工气道的是（　　）

A. 经口气管插管

B. 开仪式气管切开套管

C. 经皮气管切开套管

D. 人工鼻

E. 经鼻气管插管

14. 机械通气时，若没有禁忌证患者应保持床头抬高（　　）

A. 10° ～ 15°　　　B. 15° ～ 30°

C. 30°～45°　　　D. 45°～60°

E. 90°

15. 进行振动排痰宜在（　　）

A. 餐前 20 分钟

B. 餐前 30 分钟

C. 餐前 1～2 小时

D. 餐后 1 小时

E. 餐后 30 分钟

16. 振动排痰机的频率一般选择在（　　）

A. 10～20Hz　　　B. 20～30Hz

C. 30～40Hz　　　D. 40～50Hz

E. 50～60Hz

17. 使用 IABP 中，常见的并发症是（　　）

A. 下肢动脉栓塞与血栓形成

B. 感染

C. 球囊破裂

D. 血小板减少

E. 以上都是

18. ECMO 治疗相关并发症为（　　）

A. 出血　　　　　B. 栓塞

C. 感染　　　　　D. 溶血

E. 以上都是

19. ECMO 上机后的护理措施包括（　　）

A. 妥善固定管道位置，避免牵拉、打折、移位

B. 密切观察患者神志的变化，特别是瞳孔变化

C. 吸痰时动作要轻柔

D. 准确记录患者出入量

E. 以上都是

20. ECMO 治疗过程中须维持机体内环境稳定，体温最好保持在（　　）

A. 35℃　　　　　B. 36℃

C. 37℃　　　　　D. 38℃

E. 39℃

（张井凡　贾旭玲　吴晓英　张海霞）

实　　训

实训一　参观重症医学科

（一）实训目的

1. 了解重症医学科的工作环境。

2. 认识重症医学科的主要仪器设备。

（二）实训前准备

1. 教师准备　通知实训室负责人开放重症医学科实训室，或联系附属医院重症医学科提前做好准备工作。

2. 学生准备　按照进入重症医学科的要求着装，衣帽整齐。

（三）实训过程

1. 环境介绍

（1）介绍重症医学科的整体位置。

（2）介绍重症医学科的局部布局，建筑特点，设计理念。

2. 熟悉设备仪器　认识呼吸机、多功能监护仪、输液泵、心电图机和电除颤仪等仪器。初步了解仪器的主要作用、适用范围。

3. 掌握重症医学科收治程序

（1）收治患者分为以下3类：①院内各专科患者转入ICU。由ICU医师会诊，患者病情适合转入ICU进一步治疗，患者及其家属同意转入ICU并签署转入ICU知情同意书，通知ICU准备接收患者，办理转科手续，患者转入ICU。②高危手术患者。患者及其家属同意术后转入ICU，并签署转入ICU知情同意书。所在科室术前联系ICU或术后麻醉医师视病情需要联系ICU，并与ICU医师协商确定患者术后转入ICU，于手术即将结束时通知ICU做好收治患者的准备工作。③院外危重症患者。由医院医务部负责、ICU医师会诊收治院外各种危重症患者。

（2）ICU护士接到收治患者的通知后，应立即准备床单元，将备用床改为暂空床；准备监护仪至待机状态；准备氧气、呼吸机，并调节呼吸机参数使其处于待机状态；准备吸引器、吸痰管等用物；准备气管插管用物和抢救用物。

（3）患者抵达时，ICU护士应与医师一起接待患者。为患者安置舒适体位；神志清楚的患者予以心理护理。缓解其对陌生环境的恐慌、焦虑情绪；连接监护仪、呼吸机等仪器设备；对于需要抢救的患者，护士应配合医师积极进行抢救并检查输液通路、引流管、皮肤完整性等；与护送患者的医务人员交接患者病情等；告知患者家属ICU特点、探视制度等；妥善安置好患者后，完成各项记录单。

（四）实训报告

1.写出重症医学科收治患者的流程。

2.通过对本节课的学习，写一篇参观重症医学科的体会。

（徐 琳）

实训二 深静脉导管维护

（一）实训目的

1.保护穿刺点，避免污染，预防导管相关性感染的发生。

2.保持导管通畅，维护导管正常功能。

（二）实训准备

1.环境准备 环境干净整洁、减少人员走动，避免扬尘，光线充足、温度适宜。

2.用物准备 换药包、治疗巾、一次性无菌敷料，一次性无菌正压接头，生理盐水、肝素盐水、消毒棉签、安尔碘、75%乙醇、10ml注射器、胶布、手消毒液等。

3.护士准备

（1）着装规范、洗手、戴口罩，检查用物并置于治疗车上，携至患者床旁。

（2）评估患者：评估置管时间，患者凝血功能情况和沟通合作能力；评估穿刺点局部有无红肿、压痛、硬结等；评估导管是否通畅，导管置入长度、胶布固定情况和敷料情况。

4.患者准备 协助患者取合适体位，暴露深静脉导管置管部位。

（三）实训过程

1.深静脉导管冲管

（1）核对患者信息，解释操作目的。

（2）手消毒，戴无菌手套，用安尔碘棉签消毒正压接头。

（3）连接已抽取10ml生理盐水的注射器，先抽回血，见回血后进行脉冲式冲管（推一下、停一下）。

（4）冲管时感觉有无阻力，判断导管通畅性。

（5）观察局部有无渗漏。

（6）连接输液器继续静脉给药。

2.深静脉导管封管

（1）输液完毕，摘除输液器。

（2）用安尔碘棉签消毒正压接头，连接已抽取10ml生理盐水的注射器，先抽回血，见回血后进行脉冲式冲管。

（3）用5ml肝素盐水再次脉冲式封管，在剩余0.5ml封管液时，边推边夹闭深静脉导管，保证导管内正压。

3.更换深静脉导管接头

（1）打开一次性无菌正压接头，连接已抽取10ml生理盐水的注射器，排气。

（2）夹闭深静脉导管，取下旧接头。

（3）用安尔碘棉签消毒导管接口，连接新正压接头。

（4）采取深静脉导管封管方法予以封管。

（5）使用一次性无菌敷料包裹正压接头，用胶布固定。

4. 深静脉导管换药

（1）由四周向中心平行皮肤揭开旧敷料，顺导管穿刺方向将其去除，避免导管脱出。

（2）深静脉导管局部铺治疗巾。

（3）以穿刺点为中心，用75%乙醇棉签清洁皮肤3遍，范围大于12cm，胶布痕迹处应擦拭干净，擦拭时勿触及穿刺点和导管。

（4）用安尔碘棉签消毒穿刺点及周围皮肤3遍（顺时针—逆时针—顺时针），消毒范围不超过前次消毒范围，消毒擦拭导管后，待干。

（5）打开一次性无菌敷料（敷料），将敷料中心对准穿刺点，无张力垂放覆盖，先固定导管部位，以指腹轻压敷料，由中央向周边抚平，排尽贴膜下空气，使皮肤、导管与敷料紧密贴合。在敷料上注明换药日期和时间。

（6）使用胶布交叉固定导管于敷料边缘。

5. 整理、记录

（1）妥善固定导管，整理床单元和用物，协助患者取舒适卧位。

（2）将用物携至处置室，分类处置。

（3）洗手、记录。

6. 注意事项

（1）严格执行无菌操作原则和查对制度，预防导管相关性感染。

（2）每日观察穿刺点及其周围皮肤，如有局部渗血可延时按压，加压包扎固定，并避免过度活动，密切观察。如穿刺部位有红、肿、热、痛等炎症反应和脓性渗出物等感染迹象时，应拔除导管。

（3）妥善固定，注意导管长度，防止意外拔管或管路脱出，严禁将脱出部分送回血管内。

（4）深静脉导管置入后24小时给予更换敷料，此后，无菌透明敷料每3天更换1次，普通敷料每天更换1次。应用安尔碘消毒范围应超过敷料面积，保持穿刺局部的清洁干燥，若敷料发生潮湿、卷曲、松脱或破损应立即更换。

（5）每日更换输液装置、连接管路及三通，三通连接处要用无菌敷料覆盖，并注意连接紧密牢固，防止接头松脱、渗液或空气栓塞的发生。

（6）保证管路通畅，避免局部打折。输入高渗、强刺激性药物前后，均需用无菌生理盐水冲管。严格掌握药物配伍禁忌，避免药液在管腔内反复结晶造成堵塞。若出现输液流速不畅，可用10ml注射器抽吸回血，不可正压强行推注液体。

（7）股静脉置管期间，应每日测量双下肢腿的径围，并注意观察置管侧下肢有无肿胀、静脉回流受阻等表现，以防下肢静脉血栓的形成，若有异常，应及时拔除导管。

（8）若患者出现高热、寒战及穿刺点炎症等表现，应立即拔除导管并留取导管培养及血培养。

（9）常规拔除深静脉导管，穿刺点应按压 3～5 分钟，有凝血障碍患者适当延长按压时间，以防出血及血肿形成，拔管后 24 小时内用无菌敷料覆盖。

（四）实训报告

1. 写出深静脉导管维护的注意事项。

2. 列出操作过程中遇到的问题。

（师 思）

实训三 吸 痰

（一）实训目的

1. 能针对不同患者进行正确的吸痰操作。

2. 培养学生无菌观念及与患者沟通的能力。

（二）实训准备

1. 环境准备 环境整洁、安静、光线充足、温湿度适宜。

2. 用物准备 电动吸引器（已连接一次性吸引连接管）、治疗盘、适当型号的吸痰管（内含无菌手套一只）数条、无菌治疗碗 2 个、生理盐水 500ml、听诊器、敷料，必要时备气道湿化液、注射器、舌钳、压舌板、开口器等。

3. 评估患者

（1）评估患者病情、意识、生命体征、血氧饱和度和吸氧流量。

（2）肺部听诊痰鸣音，听诊部位：胸骨上窝；左、右锁骨中线区域。

（3）翻身、叩背。

（4）评估患者的配合程度。

（5）评估患者口腔或鼻腔的黏膜情况。

4. 护士准备 着装规范、洗手、剪指甲、戴口罩。

（三）实训过程

1. 教师讲解本次实训的目的和要求。

2. 操作流程

（1）携用物至患者床旁，核对患者基本信息。

（2）协助患者取适宜体位，向清醒患者告知操作配合要点。

（3）协助患者头转向操作者，检查患者口腔，取下活动义齿，昏迷患者可使用压舌板等。

（4）检查管道、负压装置性能，调节吸引压力，成人为 -400～-300mmHg，儿童为 -300～-150mmHg（如为气管插管或气管切开压力为 -200～-150mmHg）。

（5）检查无菌治疗碗的名称、有效期、包装完整性并打开备用。

（6）检查生理盐水的瓶签、质量，打开瓶塞，冲洗瓶口，倒生理盐水于治疗碗内，注明开瓶日期和时间。

（7）检查吸痰管型号、有效期，打开吸痰管包装。戴无菌手套，取出电动吸引器，持吸痰管试吸生理盐水，润滑冲洗吸痰管，检查管道是否通畅。

（8）吸出上呼吸道分泌物：神志清醒者嘱其张口配合，昏迷者用压舌板或开口器助其张口，一手反折吸痰管末端阻断负压，另一手手持吸痰管前端插入口腔或鼻腔适宜深度后放开负压，轻轻左右旋转上提吸痰管吸净痰液。

（9）吸出下呼吸道分泌物：更换吸痰管，折叠吸痰管消除负压，将吸痰管插入气管内适宜深度，遇阻力往外退 1cm，放开吸痰管末端，轻柔、灵活、迅速地左右旋转上提吸痰管吸净痰液。

（10）评估吸出痰液的颜色、性状和量；密切观察患者生命体征特别是血氧饱和度的变化，呼吸是否改善，气道压力是否下降等。

（11）抽吸生理盐水冲洗吸痰管，根据患者情况，如痰液未吸尽，嘱患者休息 2～3 分钟后更换吸痰管再吸。

（12）肺部听诊：湿啰音有无减少或消失。

（13）用敷料清洁患者口鼻部，恢复患者舒适体位，整理床单元及用物。

（14）洗手、记录。

（四）实训报告

1. 写出吸痰的注意事项。

2. 列出操作过程中遇到的问题。

（石月亭）

参考文献

陈灏珠 . 2016. 实用心脏病学 . 第 5 版 . 上海：上海科学技术出版社 .

陈香美 . 2020. 血液净化标准操作规程 . 北京：人民卫生出版社 .

李庆印，陈永强 . 2018. 重症专科护理 . 北京：人民卫生出版社 .

李庆印 . 2020. 急危重症护理学 . 第 2 版 . 北京：科学出版社 .

李小寒，尚少梅 . 2017. 基础护理学 . 北京：人民卫生出版社 .

刘大为，杨荣利，陈秀凯 . 2017. 重症血液净化 . 北京：人民卫生出版社 .

王建荣，马燕兰，皮红英 . 2019. 重症监护技能 . 北京：科学出版社 .

吴文秀，张继新 . 2018. 外科护理 . 北京：人民卫生出版社 .

杨毅，黄英姿 . 2018. ICU 监测与治疗技术 . 上海：上海科学技术出版社 .

于凯江，管向东，严静 . 2016. 中国重症医学专科资质培训教材 . 第 2 版 . 北京：人民卫生出版社 .

于凯江，管向东 . 2017. 重症医学 . 北京：人民卫生出版社 .

张波，桂莉 . 2017. 急危重症护理学 . 第 4 版 . 北京：人民卫生出版社 .

自测题参考答案

第 1 章

C

第 2 章

1. B   2. D   3. D   4. D   5. E   6. C

第 3 章

1. A   2. E   3. C   4. E   5. C   6. D

第 4 章

1. C   2. C   3. E   4. C

第 5 章

1. C   2. A   3. E   4. B   5. D   6. C   7. D   8. A   9. B   10. B   11. A   12. A   13. C   14. E
15. A   16. B   17. C   18. D

第 6 章

1. D   2. E   3. D   4. C   5. E

第 7 章

1. C   2. E   3. A   4. D   5. D   6. B   7. B

第 8 章

1. A   2. C   3. D   4. E   5. A   6. A   7. D   8. B   9. C

第 9 章

1. C   2. E   3. C   4. B   5. D   6. C   7. A   8. E   9. C   10. C   11. B   12. C   13. D   14. C
15. C   16. B   17. E   18. E   19. E   20. B